重病的美國

Timothy Snyder

提摩希・史奈德

OUR MALADY

Lessons in Liberty from a Hospital Diary

廖珮杏——譯

目次

各界推薦

全球的瘟疫共時於史學家史奈德個人的生命經驗。在新冠病毒席捲世界之前，他已經因肝臟感染在鬼門關前走了一遭。在管線之間、塑膠布帘之後，原本大手大腳以宏觀視角分析屠殺與戰爭的歷史學者，被扯入醫療系統的夾縫之間苟延殘喘。史奈德的語言不再冷靜、自持，而以一種血肉之軀的憤怒為動力，向美國社會發問：連個人健康都無法保障的我們，有何自由的可能？我們究竟對自己的媒體、醫院做了什麼，又對自己的民主文化有何誤用，淪落至此？

這場大病，讓宏觀的歷史學者轉向身體髮膚的微觀照見。這場瘟疫，讓國家社會真正的病症無所遁形。

——許菁芳　作家

即使躺在病榻上，作者仍不改過去的犀利批判與嚴謹分析，從自己在病房裡的遭遇探究美國醫療體系的種種問題，以及背後的資本主義體制如何使醫療商品化、帶來悲劇。雖然，臺灣有傲視全球的健保制度，透過稅制合理分配，讓人民能享相對完善與合理的照顧體系，但商品化與效益主義的價值仍然不斷招喚，不但使醫療人員陷入過勞的苦境，也威脅著全體人民。

——管中祥　中正大學傳播系教授

認識美國醫療系統的問題，感激為臺灣高品質公衛與健保體系付出的每一個人。

——蔡依橙　醫師、「陪你看國際新聞」創辦人

推薦序1

美國良心知識分子對醫療體系的控訴

成大公共衛生研究所特聘教授、
臺灣公共衛生促進協會常務理事　陳美霞

新冠病毒（COVID-19）二〇一九年年底肆虐中國大陸之後，流行全球，目前全世界已有五千二百萬確診病例，死亡人數一百二十九萬。美國、印度、巴西、英國、義大利、法國、西班牙……等等，有成千上萬的人感染新冠病毒、有成千上萬的人因此死亡。這樣的全球性災難對人類來說，是多麼巨大的打擊，又造成多大的損失呀！我們作為這個密切相互牽連的世界地球村的一員，更該關注：各國負責防治傳染病及維護人民健康的公共衛生與醫療體系，為何無法有效保護人民的健康與生命？提摩希．史奈德這本書關注的正是這個問題，他說的是與自身相關的：美國醫療體系。

史奈德在他的「致謝」中自謙：這本書是他「從充斥種種問題的美國醫療體系逃出來的故事」，然而，以筆者多年對美國醫療體系及其與世界其他國家比較研究的了解，我卻認為，這本書是從更積極的角度，是作者身為一個良心知識分子對美國醫療體系的控訴。

讓我們先簡單分析美國醫療體系。美國雖是世界最富強的國家，醫療體系卻是最沒效率的：美國人口占全世界人口的四％，全國總醫療保健支出卻占全世界總醫療保健支出的幾乎一半！在二〇一八年，他們的醫療保健支出已經是三．六兆美元這樣的天文數字。

美國醫療體系是世界上市場化程度最深的。本該是治病救人的場域，變成醫療商品買賣、醫療資本家賺取利潤、華爾街投資家的最愛。美國也是西方已開發國家中唯一沒有全民健保的。醫療資本不斷擴張的結果，使得人們的醫療費用異常高，保險費也水漲船高，許多美國人買不起醫療保險。十年前，美國沒有醫療保險的人有四千六百多萬，歐巴馬上臺後，推出「歐記健保」（Obamacare），協助美國人買保險，但目前仍有兩千八百多萬美國人沒有醫療保險。沒有醫療保險的美國人不敢生病，因為一旦生病就很可能傾家蕩產；有醫療保險的人也終日惶惶不安，因為保險不見得給付所有的醫療費用。

美國的醫療科技在西方國家首屈一指，但醫療體系無論在服務的價格、品質，還是可近性、公平性、安全性等等方面，卻是二流的。美國人的健康以嬰兒死亡率及平均餘命評估，在已開發國家中敬陪末座。過去五年來，美國人平均餘命處於停滯狀態，其中兩年甚至不升反降。

接著，讓我們將美國醫療體系與世界各國做個比較。醫療體系分兩大面向：財務支付制度及醫療服務提供系統。就此兩大面向再分類，大致有三大類：國家健康服務體系（National Health Service）、全民健康保險體系（National Health Insurance）、市場主導的醫療體系（Market-driven Medical Care System）。

擁有國家健康服務體系的國家包括英國、丹麥、挪威、瑞典等。這個體系最大的特色，是國家健保財務支出主要來自政府稅收，醫療服務提供系統也大多是公部門。這些國家的健保體系提供的醫療是一種社會福利、不是商品，人民不需繳保費，看病時基本上不需自掏腰包，也沒有部分負擔。這樣的體系把人民的醫療視為政府的責任，是人權，不是特權。因此，以多數人民的立場來看，此醫療體系是最文明的。

擁有全民健康保險體系的國家／地區包括加拿大、德國、法國、日本、韓國與臺灣。這個體系主要以社會保險支付人民的醫療，確保全民或大多數人民生病時可以得到基本的醫療支付，不至於傾家蕩產。但是，這些國家／地區的醫療院基本上是市場化、是要賺取利潤的，因此，它提供給人民的醫療，不是像第一類國家是免費服務，而是商品；除了少數低收入戶及殘障者以外，民眾生病必須間接以事先繳健保費、直接支付部分負擔以及自費支付全民健保不給付的醫療服務的方式，購買他們需要的醫療商品。在這些國家／地區，醫療不是人權，是商品。這一類醫療體系的文明程度比第一類國家稍差，但比接下來要談的第三類好。

我在前文提過，西方已開發國家中，美國是唯一沒有全民健保或全民免費醫療的國家。美國的醫療體系是完全市場化的，醫療是一種買賣關係，有錢人可以買到好的醫療商品，沒錢的人不但買不到可以治療他們疾病的醫療商品，還可能會因為支付極高的醫療費用而破產。醫療在美國是一項特權，不是人權。以大多數（尤其中下階層）

美國人的立場來說，美國的醫療體系可以說是全球最差、最不文明的。

我一直認為，生活在全世界最貴、最沒有效率、最不文明，醫療品質又是二流的醫療體系之下，美國人民在尋求醫療服務的過程中，必然會遭遇諸多困難與挫折，也必然因而怒火中燒。然而，我過去居住美國二十年的經驗裡，幾乎沒見過美國人集體反抗這個體系的不合理、不公義，因此常禁不住在心底嘀咕：「美國人民，你為什麼不生氣？」

千禧年代末，自美返臺後的我在任教的成功大學公共衛生研究所開課，其中兩堂談美國醫療體系的政治經濟學分析。我想要以影片教學引發修課同學的興趣，在搜尋素材時，找到了美國著名導演麥克・摩爾（Michael Moore）的紀錄片《健保真要命》（*Sicko*）。這部紀錄片把美國草根人物受健康問題、疾病所苦，尋求醫療服務過程中的挫折、痛苦、無奈、憤怒，展現得淋漓盡致。看完這部紀錄片，我才猛然醒悟：原來美國人並不是不生氣，事實上，他們的怒火一直悶燒，有如活火山，只要有良心的人起來組織他們，隨時可以爆發！

距離《健保真要命》二〇〇七年在美國轟動推出後十三年，二〇二〇年，新冠病毒肆虐全球，美國的確診病例數及死亡人數高居世界之首。全世界的人萬分驚奇與不解：美國公衛醫療體系怎麼了？就在此時，本書作者史奈德不幸得了闌尾炎，接著又因美國醫療體系的種種錯誤與缺陷得了敗血症、命在旦夕，他在短短三個月間進出五家醫院，重病三個月，在幾乎是災難性的醫療過程中撿回一條命、「歷劫歸來」。重病時，他「一邊感到強烈的憤怒」、一邊寫下筆記，「試圖理解所發生的一切」。正是這個強烈的憤怒（與《健保真要命》中生病的美國人同等強烈的憤怒！）和書寫支持他活下去，並在「逃離美國醫療體系」之後，寫出這本書。

史奈德是美國耶魯大學傑出的歷史學者，鑽研東、中歐及納粹大屠殺歷史，著作等身，他的書得過許多學術獎項。從這本書可看出，他是一位有敏銳觀察力與深刻分析力的知識分子，而且更重要的是，他有反省力、有良心。

史奈德家第一個小孩誕生時，他正在維也納做研究，與妻子一起上當地福利體系提供的免費生產課程。當奧地利人告訴他們，奧地利人有「兩年有薪育兒假」時，史奈德防衛性地回以美國大學也給予他「相對不錯的」一學期育嬰假，又談到美國的「無薪育嬰假」，沒想到對方人聽了很吃驚，認為這根本不夠，似乎覺得美國福利制度不太文明。史奈德於是突然覺得「很丟臉」，羞愧地反省：他覺得自己在美國反正沒有比別人差，就心滿意足，於是看不到美國醫療體系有多糟糕，更看不到它其實可以變得更好。他又進一步自省：就是這種遍及美國的心態，使得美國的福利制度、醫療體系的問題長久無法改變。正是史奈德的反省力、知識分子的良心，督促他有系統地寫出自己在醫療體系的經歷並出版。他知道，雖然自己「從充斥種種問題的美國醫療體系逃出來」，但還有許多人「至今仍深陷其中」，而且在新冠疫情下，這個惡劣環境可能變得更糟糕。

史奈德根據他在美國醫療體系的親身經歷，加上對照在美國與在國外生產的經驗，用關鍵四堂課的方式闡述、分析美國醫療體系：第一堂論醫療應該是人權還是特權？第二堂質問：在利潤至上的醫療體系下，美國小孩從出生到長大成人的過程中，到底有沒有自由？（他指出，沒有好的醫療照護、沒有健康，就沒有自由）第三堂則指出，國家假如沒有提供人民應有的資訊及知識，甚至掩蓋真相，則人民沒有自由可言，更揭露川普總統許多掩蓋真相、隱瞞新冠疫情嚴重度的行徑，嚴厲批判他以威權主義治理美國，進而威脅到人民的自由，甚至生命。最後一堂課，他以美國總統富蘭克林的話「社會的病，就藏在大官的巨額薪酬和贊助之中」為引，批判在利潤與市場主導的美國醫療體系下，醫師地位大幅下降，再也沒有發言權與決定權，被保險公司及私人資本左右。史奈德認為，一個好的醫療體系，必須把醫療重新交給醫師。

美國在二戰後一直是資本主義世界中的霸主，再加上西方主流意識形態的影響，多數人對美國的想像是：「美國方方面面都強，醫療體系也必然超好。」然而，在新冠疫情下，美國醫療體系幾乎完全無力保護人民的健康與生命，讓人們開始反思：原來自己過去對美國的想像，與現實的差距如此巨大。正是在此時刻，聯經出版公司團隊有眼光與格局，理解到史奈德這本書的重要性，在美國出版後數個月內火速將之翻譯出版，為臺灣公衛與醫療的民眾教育做了令人激賞的功德。

本書短小精幹，中文翻譯順暢，只要撥出週末一天半天的時間，就可以閱讀完畢。讀者們若想更進一步了解美國人在醫療體系中的掙扎，看完本書，不妨再觀賞《健保真要命》這部在坎城電影節首映時，獲得兩千位觀眾起立鼓掌長達十七分鐘的紀錄片。《重病的美國》與這部紀錄片，都代表美國草根民眾對醫療體系的悲歌與控訴，透過它們，我們能破除誤解與想像，更全面、真實地理解美國醫療體系，也更了解美國的問題。

推薦序2

現代十日談：老調重彈抑或中年覺醒？

香港大學 醫學倫理及人文學部
總監、助理教授 吳易叡

天翻地覆的二〇二〇年，許多事件的發生使人措手不及。

白熱化的中美貿易戰和反送中運動仍未止息，突如其來的新型冠狀病毒肺炎讓人根本來不及回神。從武漢爆發的肺炎疫情很快便橫掃歐美，隨之而來的是東京奧運取消、黑人的命也是命（Black Lives

Matter）運動，接著是籠罩著詭譎氣氛的，兩個老白男的美國總統大位對決。身在硝煙充塞的香港，容貌不再的東方之珠頓時成為兩個極權政府角力的籌碼。在這個瞬息萬變的世界裡，我們好像只能被動決定自己的去路。

身為研究精神醫學史的學徒，在其他領域面前總有諸多顧忌，從不認為自己有資格評論傳染病的大流行。但這場世紀之疫爆發不到兩三個月，卻讓所有人都捲進這個漩渦。工作停擺、行動受限，一夕之間翻轉的生活方式挑戰著我們的世界觀。肺炎的風暴也掃到了同是歷史學者的提摩希・史奈德。他以不到半年的時間完成了《重病的美國》這部小書，大膽地為病入膏肓的社會提供藥石，跨越了撰史者往往不敢妄踩的界線。

史奈德是一位研究中、東歐史，和納粹集中營和大屠殺的歷史學者，在歐美各大學執教多年。但是華文讀者對他的認識，應該來自於另一本同樣義正辭嚴的《暴政》（*On Tyranny*）。對自己身處社會的犀利觀察，旁徵自史家長年對極權政治的分析經驗，用簡短的篇幅解構了醜行不斷的川普政府。雖然學術界同行對這本書的組織散亂批評毫不客氣，卻不減這本武林秘笈的暢銷程度。原因很簡單，史奈德的計畫並非撰史，而是提供有歷史縱深的未來指引。

《重病的美國》也是如此。但不同於《暴政》的是，本書不但提綱挈領，更從作者自身的體感經驗出發，從他在客居維也納時得到闌尾炎併發肝膿瘍的住院經驗開始，勾連自己青少年時期的止痛回憶，再擴大到家鄉美國特定地區千瘡百孔的照顧系統，人們只能在忍痛和濫用類鴉片藥物之間無奈選擇，最後批判聯邦政府在針對新冠肺炎防疫政策上的毫無作為。生動的「病人誌」式書寫，好比十四世紀薄伽丘寫下的《十日談》：除了記載疾病，也刻畫當時的社會面貌。史家藉由動彈不得的身體感，首先拋出「何謂自由」的大問，然後以四個篇章逐步解析醫療為基本人權、自由的相連真諦、真相的重要，最後呼籲必須把解方交還給醫療專業。

史奈德首先拋出對自由的質疑，讓人不難聯想到五〇年代以降，醫療社會學者對於「病患角色」（sick role）權利義務不斷修正的定義。早期的帕森斯（Talcott Parsons）認為：病患享有離開尋常社會位階，包含工作崗位的權利，卻也負有相信醫療專業，讓自己好轉的義務。後來則有桃樂絲・波特（Dorothy Porter）用「健康公民權（health citizenship）」的框架，描繪逐漸脫離床邊現場的醫療事業，在加入國家角色之後重塑的醫病關係。半世紀過去了，病患角色在醫療技術的精進、醫病關係的重構、社會福利政策，乃至於書中強調的，著重競爭關係的醫療商品化和私人保險制度和之下，已經變得相當不同。相對而言，國家扮演的角色則更吃重。

這本書痛心疾首指陳的重點，即是美國聯邦政府的無能和墮落。國家無法有效發揮照顧系統，卻把疾病歸咎於特定人群，認為他們必須對自己負責。史奈德於是認為，美國開國以來倡議的自由精神，並沒有反映在醫療政策上。「自由是能夠昂然獨立，但自由也是每個人彼此相連。」他援引《魔戒》裡甘道夫的箴言：「沒有知識，就永遠無法自由。」他強調作為基本人權的健康權，必須要有強大的公共衛生支撐；他也強調獲致真相，必須要有道德勇氣；最後則是把健康交還給專業判斷的殷殷叮囑。這和全世界人們此時同時憂心的：防疫政策在如此腐敗的政治底下還是否能讓科學主導（led by science），並無二致。

史奈德說的一點也沒錯：「正派的醫師試圖要讓某些環節變得更人性，卻都受限於整個系統。」「醫療專家主導的生理與心理領域，現在被營利專家攻占。當電腦可以決定一天要看幾個病人才有利可圖時，醫師就變成了工具。」作者分析的是醫療如何在工具理性底下失去人性，因此本書最後一個重點雖然還是「交給醫師」，事實上批評的還是整體的結構。拉長鏡頭來看：我們必須洞悉醫學理論的形成，以及臨床和公共衛生操作的本質，實際上也是一個社會過程（social process），會受到政治經濟、社會文化等多重力量的牽引。醫護人員在什麼樣的情境下失去發言權，如何失去應有的保障，又要如何與整個社會協商、共謀福祉，是在這一章裡值得再細緻追問的課題。

本書的四個重點早已是社會醫學領域裡的陳詞濫調，但這些教訓由研究極權政治的史家提出，卻有著不可替代的意義。正如書末所言：「歷史從未真正遠去。」他在書中關注的年輕人，也就是濫用類鴉片藥物的止痛世代，甚至沒聽過納粹屠殺猶太人的情節，這不只是戰後教育的缺失。許多歷史在一味追求自由市場的環境下受忽略，甚至蒙蔽。隨著極端政治的發展，可能會有更多真相在科技物的操作下消失。本書雖難稱分析醫療政策的上乘之作，但在快速變動的政治和疫情下，諤諤之士寫下的及時反思，體現了史家銘刻見證的專業責任。

為何這些基本概念，在這個時間點才讓人重新醒覺？或許是戰後喧騰一時的國際平等主義，無法預測到這個世界如此複雜的走向和民主制度的脆弱性，也或許還有更大的一股力量在驅使。熟悉史奈德動向的人或許猜得到，不久之前他才加入了Real Facebook Oversight Board，一個監督臉書運作的獨立社團。在這本書的最後，史奈德直指蒙蔽真相的社群媒體責無旁貸，也預告著他將繼續盜火，繼續探討如何才能讓我們獲致真正的自由。

| 序幕 |

昂然獨立與彼此相連

近來，我一直思考和談論歷史是如何抵禦過去的暴政，如何保障未來的自由。我病倒之前最後一次上臺演講，講的正是美國如何成為一個自由的國家。……接下來發生的事，讓我又更深入地思考自由以及美國。

我半夜被送進急診室時，用了「不適」（malaise）這個詞向醫生描述自己的病情。當時的我頭很痛、手腳發麻、咳嗽，幾乎動彈不得，時不時還會全身震顫。二〇一九年十二月二十九日，這一天才剛剛開始，我的生命卻可能要結束了。我的肝臟有一顆棒球大小的膿瘍，感染已經擴散到血液中。當時的我對此一無所知，但知道有什麼非常不對勁。我形容自己「不適」，指的是我感覺很虛弱、疲憊，覺得什麼都不對，什麼都做不了。

我們生病的時候會感到不適。不適和病（malady）都是很古老的詞彙，源自法語和拉丁語，在英語裡也使用了好幾百年了。在美國獨立戰爭的時代，這兩個詞的意思是生病和暴政。波士頓大屠殺（Boston Massacre）之後，來自波士頓的知名人士曾寫了一封信，呼籲要終結「民族和殖民的痼疾」（the national and colonial malady）。[1]美國開國元勛也寫過關於不適和病的事，他們會討論自己的健康，也會討論這個他們建立起來的共和國的健康。

這本書我想談的主題就是病（Malady），而且不止是我個人的經驗。藉由自己生病的經驗，我看到了全美國共有的「病」，借用開國元勛麥迪遜（James Madison）的話來說，就是「我們公眾的病」（our public malady）。[2]「我們的病」，是我們身體的病，也是那個讓我們生病的政治之惡（political evil）。我們會「生病」，是因為我們用犧牲健康的方式生活。我們的政治受了太多詛咒而痛苦，獲得太少受祝福的自由。

去年底生病的時候，我總是在想自由是怎麼一回事。身為歷史學家，我花了二十年的時間撰寫二十世紀的暴行，像是種族清洗、納粹大屠殺，還有蘇聯的恐怖統治。近來，我一直思考和談論歷史是如何抵禦過去的暴政，如何保障未來的自由。我病倒之前最後一次上臺演講，講的正是美國如何成為一個自由的國家。[3]那天晚上我的身體其實已經出了狀況，但還是撐到演講完才去醫院。接下來發生的事，讓我又更深入地思考自由以及美國。

---

❶ "Comtee of Boston About Abuse of the Town in England 1770"，美國國家檔案館（National Archives）線上資源。

❷ 一八〇〇年四月四日麥迪遜寫給傑佛遜的信，美國國家檔案館線上資源。

❸ 演講影片：www.dialoguesondemocracy.com/copy-of-timothy-snyder，從十一分處開始。

二〇一九年十二月三日，我在慕尼黑演講，得了闌尾炎，但德國醫生沒特別留意。後來我的闌尾破裂，感染了肝臟，美國醫生也沒有多在意。十二月二十九日，我進了康乃狄克州紐哈芬（New Haven）的急診室，細菌在血液裡奔竄，我依然在思考自由。二〇一九年十二月到二〇二〇年三月這三個月間，我進出了五家醫院，並在這段期間寫下一些筆記，也畫了一些塗鴉。當意志無法移動身體，或者身體插滿袋子和管子時，我更深刻體會到，自由跟健康彼此相連。

我現在翻看著沾滿食鹽水、酒精和血跡的醫院日記，讀到年底最後幾天在紐哈芬時寫下的文字，字裡行間充滿強烈情感，讓瀕臨死亡的我獲得力量。一邊感到強烈的憤怒的同時，我也試圖理解發生的一切，這兩者支持我活下去，並促使我重新思考什麼才是真正的自由。

我在紐哈芬醫院那段日記寫的第一句話是：「這裡只有憤怒、孤獨的憤怒。」在我病重到半隻腳踏進棺材之際，憤怒已經成為我全身最純粹、最強烈的情緒。晚上待在醫院時，我心裡有一股怒火油然而生，宛如一把火炬，點亮了我這輩子走過的最黑暗的低谷。

十二月二十九日，我在急診室度過了十七個小時之後，接受了肝臟手術。十二月三十日，我躺在醫院的病床上，手臂和胸前插滿了管子，我的手無法握拳，但我在心裡握緊了它。我在心裡想像靠前臂的力量撐起床上的自己。對其他人而言，我只是又一間病房裡的又一個病人，只是又一個衰竭的器官，又一根感染的血管。但我自己並不認為這件事這麼簡單。我無法動彈，任怒火熊熊燃燒軀體。

這股極為純粹的怒火，並不針對任何一項事物。我不是在生上帝的氣，這不是祂的錯。我不是在生醫師和護理師的氣，因為這個不完美的世界沒有完人。當我在病房裡受苦的時候，外面的世界並沒有停止運轉，但我的怒氣並不是針對那些在外面世界自由來去的人，也不是生那些把門甩來甩去的送貨員的氣，不是生那些按喇叭的卡車司機的氣。我甚至不是在生我血液裡狂歡作樂的細菌的氣。我氣的是這世界的欠缺。我憤怒，是因為明明有一個更好的世界，我卻不在那裡。

我怒，故我在。憤怒是一把火炬，照亮了我的輪廓。我在日記寫下了一句很含糊的話：「孤獨的影子是獨一無二的。」我的神經細胞開始騷動。那天是手術後的第二天，十二月三十一日，我慢慢從敗血症及鎮靜劑中甦醒。我一次可以想多一點點事情，第一個想到的是自己的經歷多麼獨一無二。沒有人跟我經歷同樣的波折，也沒人會做和我一樣的抉擇。沒有人跟我一樣在這種困境中跨年，有一樣的情緒。

我好希望我的憤怒能把自己從床上拉起來。我心中有一幅景象，是我的屍體正在腐爛。我知道腐爛到了最後會變得多可怕。每一個活著的人都知道。但我想要的是另一種我現在還看不見的可能性，我想走上另一種未知的未來，在那裡用全新的方式與人相連。

連續好幾個晚上，憤怒就是我的一切。此時此刻它就是我的全部，而且我還想要更多。我在床上渴求上天多給我幾個星期，在那之後，我不知道自己的身體會變成怎樣，也不知道我會想出什麼，但我知道，這個正在感受和思考的人就是我。如果我死了，我就無法知道一件事可以變成什麼樣，或是應該變成什麼樣，前者是某種可能性，後者是某種美好的盼望。就像我日記裡寫的，讓我生氣的是「這個世界欠缺的一塊」。

我的怒火每次都只維持一下，但每回都宛若陽光那樣暖起身心。我明明發燒，卻經常覺得很冷。跨年前夕我躺在醫院的病床上，盼望著太陽能升起來照暖皮膚。我已經連續三天冷到發抖，管子在胸前和手臂上纏得到處都是，寒意不斷侵透床單。在新英格蘭地區，冬陽的溫度很難穿過厚厚的玻璃，我必須靠象徵與渴望活下去。

我不想讓心中的火成為孤獨的火炬，也幸好它不是。朋友會來拜訪我。妻子幫我打開窗簾，迎來有點黯淡的新年。

人們來探望我之前，我會先猜想他們看到生病的我時會有什麼反應。記得有一些來看我的老友認為，有人來探望的病人會獲得更好的治療。他們說得沒錯：無論以何種方式相處，人都需要彼此才能健康。

有人來探望，可以幫助我們面對獨自一人的時候。人們相聚在一起的力量，讓我們更能平靜地面對獨處的時刻。看到朋友們來訪，讓我想起了以前彼此相處的點點滴滴。某一位朋友談到為什麼探望病人很重要，我想起了多年前我也曾去醫院看她，她當時生病而且懷孕，住的醫院正是我住的這間。我想起了她的孩子，然後想起了自己的孩子。我們的感受是一樣的，能同理彼此。

* * *

我的怒火其實是我最純粹的期盼，我希望自己能被聽見，而不只是獲得稍縱即逝的回音，我希望自己能創造，而不是默默地腐爛消失。我最氣的就是整個宇宙跟它的長生不死。有那麼一兩個晚上，我光吞吃自己的怒火就飽了。

然而漸漸地，第二種情緒輕輕地湧上來，以一種不同的方式支撐著我，它讓我感覺到，真正的生活不僅僅與我有關。當我獨自一人，當我無法為自己做任何事，完全只能靠腦中幻想時，我突然能夠同理一些事了。我覺得自己和其他人包在一起，在時間之河裡翻滾。我試著把這個感覺描繪下來，覺得它很像不斷飄蕩的小船，一艘木筏。

這艘木筏必須用時間一點一滴打造。我是它的一部分，其他人也是，我們一塊在同一個水域裡漂浮、相互推擠，有時絲毫不費力氣，有時則會撞上岩石。如果槳掉進了水裡，木筏可能就會翻覆或無法前進。有些槳離我比較遠，有些則離我比較近。我默默想著我孩子們的生活與自己的生活如何聯繫在一起。重點不是我跟他們不一樣，而是我是他們的爸爸，是他們的一部分。他們日後的每一步成長，都帶著我對他們的期盼。我們永遠都會在一起，我們的每一次划槳都會影響彼此的方向。

我想像著如果沒有我的話，他們的生活會變得如何，他們練習踢足球、寫數學作業、朗讀文章時會如何。我發現可怕的是，這些想像可以變得和過去我們一同度過的生活同樣真實。我彷彿真的看到他們的人生在沒有我的情況下開展，嚇得不敢繼續想下去。

當發現生命不再只屬於自己，我便從死亡中走了出來。與孩子的相處讓我發現生命彼此相連，而這艘木筏上坐的不只有他們，更有各式各樣的人。我是和我認識的、所愛的每一個人一起努力地乘風破浪，如果少了我，所有人都會受到影響。這讓我不再憤怒，而是開始順著這個感覺去回憶、思考、試圖理解。

憤怒助我看清自己，助我的身心在受到震撼後煥然一新。同理則讓我跟別人更靠近。我是否特別變得不再重要。重要的是我在別人的心中，跟他們一起創造回憶，在生活中支持彼此，在困境中彼此扶持。我的生命不再只屬於自己，我的死亡也不再只是自己的事。意識到這一點時，我的怒火又燃了起來。我們不能坐視彼此就這樣死去。

同理跟憤怒完全不同，但兩者互為表裡。兩者各自揭示了一個真相，揭示了我的一小部分。兩者缺一不可，需要同時存在。我需要火炬也需要木筏，我需要火也需要水，我需要獨處也需要和他人在一起，這樣我才能恢復健康，我才能自由。這是我生存的真理，而且我相信，這也是其他人生存的真理。

| 引言 |

我們的「病」

如果我死了，我的死亡其實一點都不特別，只是另一個悲傷的統計數字。二〇二〇年頭幾個月，有太多美國人白白死於非命。每個月的每時每刻，有太多的美國人瀕臨死亡。儘管大家都說人類會愈來愈長壽，但美國人的平均壽命一直處於停滯狀態，過去五年並沒有太大的變化。近年來，我們的平均壽命甚至有所下降。[1]

這個國家的人從一出生開始就得面對各種恐懼和不確定。孕婦獲得的照護資源相當不平等，且極度匱乏。黑人婦女經常死於分娩，她們的孩子也是。[2]非裔美國婦女生育的嬰兒死亡率比阿爾巴

---

[1] Lenny Bernstein, "U.S. Life Expectancy Declines Again," *Washington Post*, November 29, 2018.

尼亞（Albania）、哈薩克（Kazakhstan）、中國和其他大約七十個國家還高。美國整體情況甚至比後蘇聯國家中最像蘇聯的白俄羅斯（Belarus），以及南斯拉夫內戰的產物波士尼亞（Bosnia）還目不忍睹，更不用提和其他四十個國家比了。美國年輕人早早就喪失活力。除非有什麼變革，否則Y世代（出生於一九八〇－一九九〇年代）只會比他們X世代（出生於一九六五－一九八〇年代）的父母或嬰兒潮世代的祖父母更短命，而且花在醫療照護上的錢更多。❸人生的黃金時期已不復以往。中年白人男性自殺和吸毒致死的人數多得驚人，南方的中年白人婦女也很短命。

在私人保險公司、區域性的私營醫院集團和其他強大的利益團體控制之下，我們醫療商品化的體系愈來愈像在搞非法樂透。我們以為醫療照護會產生一些財富重分配的效果，事實上卻是財富的分配狀況會影響你受的醫療照護。[4]如果人們無法安全地出生，而且有些人比其他人更不安全；如果醫療照護從年輕人身上榨取了更多錢，其健康狀況卻不如老一輩；如果那些曾經相信這個國家的人如今正在自取滅亡，這社會一定哪裡出了問題。醫療的目的不是在病患短暫生命中榨取最大利益，而是在漫長的生命中保持健康和自由。

---

❷ Linda Villarosa, "Why America's Black Mothers and Babies Are in a Life- or-Death Crisis," *New York Times*, April 11, 2018.

❸ "The Economic Consequences of Millennial Health," Moody's Analytics for Blue Cross Blue Shield, 2019.

❹ 這句話我借用自巴克（Peter Bach）醫生在耶魯法學院二〇一八年二月九日「關於癌症的政策、政治與法律」（The Policy, Politics, and Law of Cancer）跨學科研討會上的說法。

在美國，我們「病」得特別嚴重。我們比二十三個歐洲國家的人短命；比亞洲的日本、韓國、香港、新加坡、以色列、黎巴嫩人短壽；比跟我們同半球的巴貝多、哥斯大黎加、智利人早死；也比其他有英國殖民歷史的加拿大、澳洲、紐西蘭人更快駕鶴歸西。其他地方的人的壽命，也開始逐漸超越美國人。一九八〇年，我十歲的時候，美國人的平均壽命比同樣富裕的國家的居民少一年左右。到了二〇二〇年，我五十歲，平均壽命的差距已經增加到四歲。這並不是因為其他國家的知識更多或醫生更好，而是因為他們的系統比我們的好。

美國和其他國家之間的差距在二〇二〇年再次擴大，因為沒有哪個民主國家處理新冠肺炎的方式像我們這麼糟糕。生活在日本、德國、韓國、奧地利，甚至其他富裕民主國家的人民，遭遇的風險都比我們低，因為他們的政府對待他們更好，因為他們有更好的管道可以獲取資訊和獲得照顧。在新冠肺炎影響到美國之前，人們在這個國家要死於非命已經是家常便飯。而這次我們以極糟糕的方式應對這場大流行，更讓我們看清這個國家的「病」。我們的政策製造痛苦和死亡而非安全和健康，獲取的利益是在為少數人服務，而非多數人一起共榮。

新冠肺炎應該從我住院那一刻起就要被認真以待，因為當時已經出現了病例。二〇二〇年一月，我們就應該對新冠肺炎進行檢驗，追蹤這種新疾病，並限制其影響範圍。這本來是很容易做到的事。連更貧窮的國家都做得到了。感染新冠肺炎的美國人都應該要有醫院病床和呼吸器可用，治療他們的醫生和護理師應該要有足夠的口罩和防護衣。小小的病毒成為一把衡量人類世界的尺。我們錯判了情勢，讓十五萬美國人白白死去。

這個社會的「病」讓人們死於汙染、鴉片類藥物、死在監獄，也讓新生兒夭折，讓老年人大規模死亡。這個社會的「病」比任何統計數字顯示的更嚴重，甚至比新冠肺炎大流行還嚴重。我們之所以活得更短命、更不快樂，背後都有原因。一個總統[5]認為他可以在疫情期間讓美國人繼續無知下去，並利用我們的困惑和痛苦，背後也有原因。這個社會的「病」讓所有人孤立無援，不知道受傷的時候該怎麼辦。

美國理應是一個自由的國家，但是疾病和恐懼讓我們失去了自由。自由就是做我們自己，依循自己的價值觀和欲望生活在世界上。我們每個人都有權利追求幸福並留下屬於自己的故事。當重病到無法想像幸福，身體虛弱到無法追求幸福，我們就不可能自由。如果缺乏知識，尤其是健康方面的知識，而無法做出有意義的選擇，我們也不可能自由。

有些人創造了一個讓我們生病和無力的環境，他們口中的自由是一種偽善。如果美國的聯邦政府和醫療商業化讓我們不再健康，他們也是在讓我們變得不自由。

❺ 編注：指唐納・川普（Donald John Trump）。

＊＊＊

有時，自由是劃破黑暗的一聲吶喊，一束堅持下去的意志，一種獨自吼出的憤怒。自由是我在醫院臥床時最需要的東西。但想在生命歷程中自由地活著的人，也同樣需要撫慰的話語、朋友的拜訪，並且相信自己的病會獲得關注，不會被遺棄。這些也助我活過了新的一年，活過這個疫情之年。寫在這本書裡的教訓，來自於我在醫院時寫在筆記本上的想法和經歷，關於昂然獨立和社會連結如何相互影響。

自由與我們所有人相關，而且我們必須在他人幫助下才能自由。個人享有的權利需要靠大家共同努力去爭取。《獨立宣言》（Declaration of Independence）宣示了「人生而平等」的原則，並在最後一段確認了每位簽署者都願意捍衛這項原則。

我們都相信自己應該擁有權利，但只有在面臨巨大力量威脅的時候，才能真正知道我們的權利是否只是裝飾品。

廢奴運動領袖道格拉斯（Frederick Douglass）[6]提醒我們，「人類爭取自由的歷史證明，只有全心投入奮鬥，才能拒絕妥協，捍衛自

[6] 譯注：道格拉斯（Frederick Douglass, 1818-1895）奴隸出身，是少數有幸學習識字的黑奴。為了脫離奴隸的生活，一八三三年逃到美國北方之後，他將自己的姓氏改為道格拉斯，後來不斷透過演說和寫作參與、推動廢奴運動，一九四七年甚至創辦了自己的廢奴刊物《北極星報》（*the North Star*）。他自一八四一年起成了美國最著名的黑人廢奴主義者，也曾參與過美國南北戰爭。

由。」[7]要治癒這個社會的「病」，我們就得挺身而出、投入奮鬥。

當我們宣稱醫療照護是一項人權時，奮鬥就開始了。

[7] 道格拉斯一八五七年八月三日的演講：〈西印度群島的黑奴解放運動〉（West Indian Emancipation）。

| 第一課 |

醫療照護是人權

我們生病的時候並不自由。當我們陷在病痛之中，或擔憂疾病即將降臨，統治者就會利用我們的苦痛，對我們撒謊，進而剝奪其他的自由。

我在德國生病了。十二月三日深夜，我因為腹痛住進了慕尼黑的醫院，第二天早上就獲准出院。十二月十五日，我在康乃狄克州又進了醫院接受闌尾切除手術，這次我不到二十四小時就出院了。十二月二十三日，我在佛羅里達州度假，因為手腳發麻、刺痛再次進了醫院，沒待多久，一樣第二天早上出院。在這之後，我覺得自己的身體每況愈下，頭很痛，而且愈來愈疲勞。

十二月二十七日，我們一行人決定回紐哈芬。除了對佛羅里達州的治療品質並不滿意，也因為我想回家。最終下決定的是我妻子瑪西，打包的工作也落在她身上。二十八日上午，她收拾好一切，打理好我們的兩個孩子準備出門。我完全是個豬隊友，不過刷個牙而已還得中途躺下來休息一下，著裝完畢後又得再躺下來休息一陣。瑪西在機場申請了輪椅，努力把我們送到需要去的地方。

抵達邁爾斯堡機場（Fort Myers airport）後，瑪西先去歸還租來的汽車，我坐在輪椅上跟孩子們一起在路邊等她。後來回想起這段旅程，她都會說：「你在飛機上簡直像快死了一樣。」飛抵哈特福機場（Hartford airport）後，她推著我下飛機，接著直接把我送上一個朋友的車，自己跟孩子們一起在機場等行李。

我們的朋友不知道到底發生什麼事了，她看了看坐在輪椅上的我，對我喊了句波蘭語：「怎麼搞成這樣？」然後協助我坐進前座。她一路飆車回紐哈芬，在這過程中，我不得不在車上整個人平躺下來，這樣頭比較不那麼痛。

我費盡千辛萬苦地把自己送進紐哈芬急診室。我必須坐著輪椅才有辦法從停車場移動到急診室大廳。另一位朋友在那裡等著我，她是醫生。我當時還不知道，原來自己的肝臟已經嚴重受感染，甚至滲進了血液中，變成所謂的敗血症，狀況是命在旦夕。也許是因為我沒有抱怨，也許是因為協助我的人儘管是醫生，但她是黑人女性，[1]在急診室入口值班的護理師們似乎並不把我當回事。我的朋友事前打過電話，說我需要立即接受治療，但沒有用。

[1] 美國醫學學會（American Medical Association）的網站上有許多關於醫療照護方面種族歧視和其他不平等的資料。

我等了足足一個小時，直到整個人癱倒在大廳的桌子上，才終於進了急診室。但接著什麼也沒發生，我因此得以在從大廳躺上急診室病床這段顛簸煎熬的過程中，回想這一路上看到的一切。我去過六個國家的急診室，也算是有點心得。和大多數美國急診室的狀況一樣，我所在的這間醫院人滿為患，走廊上停滿了病床。六天前，佛羅里達州的病床擁擠程度甚至更嚴重。我覺得自己很幸運，那天晚上在紐哈芬可以擁有一個屬於自己的小區域，雖然並不是房間，只是用黃色布簾隔出來的一個小凹間，布簾外面排著十幾張病床。

過了一會兒，這面布簾開始讓我不安。因為在急診室要得到關注，必須搞清楚工作人員是誰，而且必須夠引人注意才行。布簾一拉上，我就看不見路過的人是誰，無法辨認制服的顏色和名牌，也無法尋求幫助。第一個打開布簾的醫生斷定我是因為累了，或者可能得到流感，於是給我打點滴。陪在我身旁的那位朋友焦慮不安地試圖告訴他，我的狀況其實很嚴重。「這個人以前總是衝來衝去的，」她說，「他現在卻連站都站不起來。」朋友告訴住院醫生說，這已經是幾天內我第二次上急診，必須額外小心。那位住院醫師並沒有被說服，離開了，留下半敞開的布簾。這時，我瞥見兩位之前放我進來的護理師走過，說：「她是誰啊？」「她說她是個醫生。」她們正在談論我的朋友，然後她們笑了出來。當時的我無法寫下自己的想法，但我後來補寫道：「那個晚上，種族歧視傷害了我生存的機會；種族歧視也傷害了其他人每時每刻生存的機會。」

紐哈芬跟美國其他地方一樣，晚上的急診室擠滿了老酒鬼、被刺傷或遭槍擊的年輕人。星期六晚上的紐哈芬，無論是對醫生、護理師、醫院工作人員，還是病人來說，都很艱難，而我就是星期六夜晚進急診室的。我努力克制著身體劇烈的顫抖拉上被單，回想起同樣在這間急診室的另一個星期六晚上，在隔壁床位上演的一幕情景。

大約八年前，我懷孕的妻子在切麵包時嚴重割傷了兩根手指，我送她來掛急診。她當時離預產期只剩兩週，動作不是很協調。我一聽到尖叫聲便馬上衝下樓，一邊試圖止血一邊撥打九一一。救護人員顯然誤以為發生了家暴。他們看到我們跪在廚房的地板上，血噴得到處都是，我將瑪西的手抬高過心臟，一臉平靜地向我們兩歲的兒子解釋發生了什麼事。見到這般景象的救護人員，非常和緩地靠近，熟練又克制地問一些問題。

妻子坐上救護車後，救護人員都鬆了一口氣，說我們的兒子很可愛。我先待在家裡，等朋友過來照顧兒子過夜，才趕到醫院急診室跟妻子會合。我們在醫院等了好幾個小時才見到一位專科醫生，看來很少有整形外科醫生想在星期六晚上走進急診室。當我們知道手指並沒有斷時，都鬆了一口氣，而這也正合這位醫生的意。離開醫院時，瑪西想起她的圍巾綁在床架的角落，我便小跑步折返，卻發現原本放圍巾的地方上了一副手銬，正銬著一位受了更嚴重刀傷的男人，他把圍巾圍在脖子上。見狀，我就沒去取回圍巾了。

十二月二十九日清晨，我在急診室的角落慢慢等死，有大把時間去回憶。有人慢條斯理地來幫我做檢驗，一下驗流感，一下驗這個、驗那個，卻幾乎沒看到任何結果。兩週前，我在同一家醫院做了闌尾切除術，但急診室裡的人似乎沒人願意看一下我的電子病歷。我列印出結果，連同一張佛羅里達醫院的光碟片一起放進資料夾，在神智還很清醒時拿給醫生。他們並不感興趣。住院醫師說：「我們有自己的一套。」這些醫生跟護理師似乎連話都沒辦法說完整，更不用說想到把我的病歷拿來參考。

我能看出，或甚至聽到他們為什麼煩躁。儘管我的病情不斷惡化，感染隨著血液不斷擴散，布簾外熟悉的聲音還是引起了我的注意。布簾外的右側有一個酒鬼，還有一位老太太一直在喊著「醫生！」、「護理師！」左側有另一個酒鬼，是個話很多的流浪漢。當有人要他解下皮帶時，他開始滔滔不絕地講起「獵戶座的腰帶」，把自己比作那位希臘神話中的獵人和強姦犯。每當女醫生或護理師經過，他就會說：「妳是屬於我的，別掙扎了。」其中一位護理師回應，說她不屬於任何人。當他可以出院時，護理師問了他一些例行性的問題，像是他家裡安不安全。他們的對話很荒謬，因為這個流浪漢沒有家，他準備回到外頭的寒風中。除了荒謬，他們的對話也因為流浪漢的回答充滿了性暴力的暗示而猥褻不已，他在意淫問問題的護理師。

兩名警察坐在布簾外面，看守著兩個受傷的年輕人。由於無事可做，警察們靠在一起，在我的布簾前高聲談話了一整夜。我知道了警察局是如何排班的，也聽到了關於酒駕、無主車和家庭暴力的故事，還有警察無力阻止的公然打群架，這是他們最喜歡談的主題。有一些故事很有意思，例如某個手拿鏟子、膝蓋上全是泥土的婦女之所以被捕，是因為她把鄰居的園藝工作搞得一團亂。

這兩位警察喜歡的話題不一樣，一個喜歡談論官僚，另一個喜歡談犯罪事件。喜歡談犯罪事件的警察說了一些詞，比如「非人」（unperson, unpeople）。在喬治・歐威爾（George Orwell）的小說《一九八四》中，「非人」指的是記憶被國家抹去的人。似乎在這名警察心中，非裔美國人都是罪犯。我很想跟他談一談這件事，❷但氣力不足。

我快不行了，在病床上躺了三個小時後，我發高燒到攝氏四十度，我的血壓狂降：從九十／五十，到八十／四十，到七十五／三十，到七十／三十，整個人意識模糊。敗血症是會死人的，但是沒有人來治療我的敗血症。

當我載浮載沉地掙扎時，布簾外的聲音從未停止過。感官接受了所有一切，我的大腦試圖理解周圍每個人說的話，但不再對刺激有反應，我不再有反應，或者說，我根本沒力氣去做什麼反應。警察們的談話聲不斷傳來，還有醉漢的喊叫聲、地板上鞋子的摩擦聲、自動門「呼哧呼哧」的聲音、一隻手按下自動門按鈕的聲音、某張床撞到自

❷ 參見《暴政：掌控關鍵年代的獨裁風潮，洞悉時代之惡的20堂課》（*On Tyranny: Twenty Lessons from the Twentieth Century*）的第九課，聯經出版公司，二〇一九年。

動門的聲音。我病床的布簾時不時跟隨路過的人擺動幾下，或是被冷氣風吹得飄起來。

＊＊＊

清晨時分，我閉上眼，布簾卻依然清晰地在眼底擺盪。波浪變得愈來愈規律，催眠般地從左向右蕩漾，像一隻隨波逐流的無脊椎海洋生物。布簾從原來的黃色，逐步加深變成了赭色。布簾的邊緣則從日光燈的螢光白，漸漸變成了墨黑色。

十二月二十九日，從一點到清晨六點這五個小時，我很難保持神智清醒。每當我閉上眼，就會看到赭色布簾在飄蕩，所以我試著不閉眼睛。我轉而注意身後的血壓數值。但只要我的注意力從那臺機器轉回布簾，就不得不再次閉上眼，接著布簾的顏色就又會變成赭色。我忘不了它擺動的樣子是多麼隱隱撩人。

我的眼前並沒有出現人生跑馬燈，反而是一些回憶無法克制地自己跑出來。一些童年的畫面沉重地湧上心頭，大力地衝撞我。我再也無法回憶其他事，也無法想新的事情。我從一個活在現實世界的人變成了旁觀者，這感覺很奇怪。

我長大之後記得的事情，很少是發生在自己身上，比較多是從別人那裡學到的。只要專心讀過的東西，我都會記得非常清楚。我三、四十歲大部分的時間，都花在閱讀別人分享的親身經驗，他們歷經了猶太人大屠殺以及其他在德國發生的暴力、史達林時期大規模槍斃事件和饑荒、種族清洗以及其他暴行。這些過去讀過的一篇又一篇資料、一本又一本書、一張又一張照片，這時全都不請自來地浮現在我的腦海。

一名烏克蘭男孩被禁止吃喝，不是在地下牢房，而是在大庭廣眾之下活活餓死。一名波蘭軍官事先藏起他的結婚戒指，這樣他被殺的時候戒指就不會被搶走。一名猶太女孩在猶太教堂的牆上留下給她母親的遺言：「我們一遍又一遍地親吻妳。」我還突然想起一位猶太孤兒被無子嗣的烏克蘭農民夫婦收養，他們說：「妳會就像我們的女兒。」她記得，我也記得。我又突然想到另一個將猶太人藏在自己公寓裡的女人，她的拿手絕活就是有辦法裝做什麼事也沒發生，總是一副泰然自若的樣子，自然得渾然天成。二十五年來，我經常看到的一張人物照也再次浮現眼前：她是名叫汪達的波蘭猶太人，非常沉著冷靜。一九四〇年，汪達拒絕配合德軍的命令前往華沙猶太人區，獨力保護兩個兒子安然度過整場戰爭。她的先生、兒子們的父親則不幸喪生。

記憶中黑白分明的文字和圖像繼續湧現，赭色的布簾在背景飄蕩，不近也不遠，既不在此地也不在彼岸。我身邊一直有人。起初，這些亡者的故事讓我不安，但很快就釋懷了。我從這些亡者身上學到了很多。我以某種方式記得他們記得的事物。汪達的小兒子長大後成為了一名歷史學家，在母親保護下免於淪落猶太人區的五十五年後，他批准了我的論文。再二十年後，我找到了關於他母親事蹟的資料，並親自書寫出來。生命故事不僅僅是個人的，而是由一個人傳承給另一個人。

我討厭赭色的布簾；我恐懼通往死亡的道路，那既令人厭惡又令人著迷。我從來沒有把這些寫入日記；因為我想忘也忘不掉。

＊＊＊

十二月二十九日清晨那段時間，沒有人過來好好診療我。打點滴讓我的血壓回升了一些，但除此之外我沒有得到其他真正的治療。醫生及護理師每次來看我總是很快就走了，也很少正眼看我。他們替我做了血液檢測，卻忘了結果還亂講一通，❸接著人就跑得不知所蹤。

當醫生和護理師長期注意力渙散，表示這個社會出問題了。每個病人都有自己的故事，但沒有人真的有時間去好好了解。

兩週前我接受闌尾切除手術時，其他醫生有注意到我的肝臟有一處病變，但他們沒給我治療也沒再次檢查，或要求進行其他檢驗，甚至隻字未提。手術的隔天，也就是十二月十六日，我出院了，他們開給我的抗生素太少，也沒提醒我有可能再次感染的風險。十二月二十三日，我因四肢刺痛發麻而住進佛羅里達州的醫院，當時我也沒想到要告訴醫生肝臟的事。隔天我就出院了。十二月二十九日，我在紐哈芬的急診室，這裡沒有人認為我現在的情況跟我的闌尾或我最近的手

❸ 我會知道他們講錯，是因為我看過自己的病歷。

術有關。在紐哈芬這些醫生眼裡，他們似乎無法想像自己的同事可能會犯錯。這種「自己人不會錯」的思維太常見了，只要壓力一大，誰都會犯。

紐哈芬的醫生反倒認為，可能是佛羅里達州的醫生出了差錯。我的症狀很明顯就是某種細菌感染，他們懷疑是在佛羅里達州做的那次腰椎穿刺引起了腦膜炎。紐哈芬的醫生為我做了第二次腰椎穿刺，但他們刺穿我的背部尋找脊髓液時卻心不在焉。住院醫師犯了一個不該犯的錯，他刺穿我腰部的地方剛好是上一次穿刺的傷口，正好就是可能受感染的部位。主治醫生不得不要求她把針拔出來。我們都知道，人在做事的時候如果手機放在旁邊，通常會把事情做得很糟；❹而這兩位醫生卻都把手機開著放在附近。我當時側臥在病床上弓著背，臉朝向牆壁，之所以會知道他們手機沒關，因為在整個穿刺的過程中他們的手機響了三次。第一次鈴響是最嚇人的，就在那根長針再一次刺進我的腰部時，突然一陣鈴聲大作，醫生馬上跳了起來。我只能彎著腰伏在床邊的欄杆上，盡可能靜止不動。

我的身體就這樣任由心不在焉的醫生擺布。我的朋友之前曾打電話給那位幫我做闌尾切除手術的外科醫生；她不記得肝臟病變的事，

---

❹ 關於手機和注意力的關係，參見Adrian F. Ward et al., "Brain Drain: The Mere Presence of One's Own Smartphone Reduces Available Cognitive Capacity," *Journal of the Association for Consumer Research 2*, no. 2 (2017); Seungyeon Lee et al., "The Effects of Cell Phone Use and Emotion-Regulation Style on College Students' Learning," *Applied Cognitive Psychology,* June 2017。

自始至終也從來沒提到這件事有寫在紀錄中。如果主治醫生和急診科的住院醫生沒有心不在焉的話，他們本可以自己花一點時間看看我之前的手術紀錄，這樣他們就會注意到肝臟的問題，我也不用受第二次腰椎穿刺之苦。如果他們能跟我多聊一下，我可能會給他們看我在佛羅里達州的病例，上面記錄著我的肝酵素數值很高，這是重要線索，表示一定哪裡有問題。我甚至還把這些結果都圈了出來，但還是沒有任何人注意到它們。如果這兩位醫生在做腰椎穿刺前把手機關靜音，就不會晃到插在我腰椎裡的針，可以好好完成他們認為自己該做的事。就像世界上所有發生過的事一樣，我會碰到這一切並不是因為運氣差，而是整個系統都出了問題，在這樣的系統中，醫生不斷受到干擾，然後犯下錯誤。

我陷入敗血症很長一段時間。英國國家健康醫療服務（National Health Service）建議，敗血症患者在入院後一小時內即須服用抗生素。我那當醫師的岳父受過的專業訓練說，醫生應該要親自處理這種情況。我卻被迫等了八個小時，直到我做完那場魔幻的第二次腰椎穿刺。檢驗結果呈陰性之後我又等了九個小時，布簾才再次被拉開，我才被推進手術室。這時候終於有人看到我闌尾切除術時的掃描結果，並且發現了那個一直被忽視的肝臟問題。❺重新掃描的結果顯示，在過去沒人注意的這兩週裡，我肝臟的膿瘍已經變得非常大。進行了緊急肝臟引流手術後，我被推進了病房，從二〇一九年的最後兩天一直待到二〇二〇年年初。這段時間，我一邊憤怒，一邊試圖理解為什麼

❺這不是我的臆測，我讀過我的病歷，很清楚時間順序。

會發生這種事。後來，因為沒有妥善的術後照護，我又做了另一場肝臟手術，新增了兩個引流管。

幾週後，我出院了，身上總共被開了九個洞：三個來自闌尾切除術，三個是肝臟引流，兩個是因為腰椎穿刺，還有一個在我的手臂上，因為我打抗生素需要裝導管。我的雙手和腳還在發麻，神經科醫師現在認為，這是我的免疫系統在面臨巨大威脅時導致的神經損傷。

我在寫這本書的時候，還在接受治療，繼續吃藥、接受檢驗、看醫生。對我來說，寫作也是治療的一部分。我自身的不適是有意義的，它幫助我了解我們社會的「病」。我記得那些我不該去的地方，那些不該發生的事情，而這些事不該發生在我身上，也不該發生在其他人身上。我想要釐清這一切。

出院後，我聽說同事們都很驚訝我跟妻子在急診室的時候竟然沒有打電話找人關說。我們壓根兒沒有想過要這麼做。如果整個系統都得這樣搞，那這種系統就不該存在。那些靠錢或靠關係才獲得醫療照護的美國人當然會很開心，因為只有他們可以，其他人不行。他們的作為把人人都在意的健康問題，變成了有錢醫活沒錢醫死的巨大差距，嚴重傷害了民主。要讓人對所有同胞一視同仁，就必須讓每個人盡可能便宜地獲得像樣的醫療，幾乎所有發達國家都是如此。

在美國，無論生老病死，我們都沒辦法真的說達到了「人生而平等」，這是我們社會的「病」。如果每個人都能得到醫療照護，我們不僅身體會更健康，心理也會更健康。我們的生活將不會那麼焦慮和孤單，因為我們不會再煩惱各自的經濟狀況和社會地位，是否會決定我們的生死存亡。我們將會活得更自由。

健康是生存的基本要素，認為自己一定能受到照護，對自由來說是很重要的。如果每個人都認為，自己有需要的時候都可以得到治療，他們就可以把心思和資源放在別的事情上，更自由地做選擇，追求更大的幸福。另一方面，如果人們認為照護要看誰獲得優先權，那麼拿得到的人就會開始以拿不到的人的痛苦取樂。如果醫療照護是一種特權，而非人人享有的權利，得到的人會變得戰戰兢兢，那些沒得到的人則死於非命。每一個人都會被捲入這個惡性循環的暴虐系統。我們無法再去追求個人的幸福，反而共同製造了集體的痛苦。

我們社會的「病」，跟每一個人息息相關。所有人都是製造集體痛苦的幫兇。我們這些過得更好的人，正在傷害那些過得不太好的人。當人們必須彼此競爭醫療照護的時候，贏的人會傷害別人，自己同時也會得到更糟的照護。他們只看到自己比別人有優勢，卻沒有意識到他們在傷害別人的同時也在傷害自己。如果醫療照護是一種權利，所有人都能更容易獲得治療，那麼我們就能從集體痛苦中解脫。為了我們自己的身心靈健康，醫療照護應該是一種權利，而非一種特權。

＊＊＊

在出院到服務的大學因新冠肺炎大流行而關閉的期間，我去了趟辦公室。我想複印一份在醫院寫的日記，並保存在安全的地方。

我環顧自己的辦公室，多年來工作和旅行累積的東西散亂各處，桌上有成堆的文件，地板上都是書：離開幾個月後現在再回來看，這一切對我來說有一種說不上來的怪。我覺得我必須把所有東西都整理歸位。但我太虛弱了，做不了幾件事：不過把幾本書放回書架上，整理好幾份文件，我就必須躺下來休息一會兒。自鬼門關走一遭回來後，我一直試圖找出我想做而且也做得到的事，其中之一就是把圖書和文件整理得井然有序。在移動這些紙類的過程中，我也想把記憶歸回原處。我想把赭色的布簾趕出腦海。我想在閉上眼的時候看到我想看到的風景。

休息時，我看著書架，開始重新思考那些被我寫過的人的經歷，那些大屠殺的受害者和倖存者。我寫過一些書，關於直接了當取人性命的政策，例如槍斃、饑荒，和施放毒氣。我發現——早在我之前其他人也發現——這些傷害都跟蓄意剝奪健康有關。❻有時候人們不把其他人當作需要治療和治癒的同胞看，而視為病原體。人可以依照健康狀況被分類，然後以更大的利益之名為其他群體工作到死。

❻這些人包括在第一次世界大戰後積極參與國際公共衛生事務的東歐醫生。我借用了其中一位司丹巴（Andrija Štampar）醫師用的醫療商品化（commercial medicine）一詞。參見喬治・文森（George Vincent）日記，一九二六年七月十八日，收藏於洛克菲勒基金會（Rockefeller Foundation），RG 12。另外感謝莎拉・希爾芙絲坦（Sara Silverstein），她正在寫一本關於這些醫生的書。

我的辦公室裡有一個書櫃，放的都是關於納粹德國和大屠殺的書。其中一本蒐集了希特勒的信件、著作和演講。希特勒在第一封反猶的信中稱猶太人為「種族性的結核病」（racial tuberculosis）。[7]在流感大流行期間，希特勒稱人類是傳染病。希特勒上臺後，納粹指責猶太人散播疾病感染健康的德國人。第二次世界大戰期間，納粹稱猶太人為「斑疹細菌」（typhus bacteria）。他們把猶太人集中關在猶太區，[8]不提供醫療照護，放任他們生病。來參觀猶太人區的德國遊客，就是在他們生病的時候在旁邊看好戲。當猶太人生病，納粹就可以正大光明地殺死他們。藉此，希特勒吹噓他已經清洗了歐洲的猶太細菌，「切除了膿瘡」。

如果我們認為納粹大屠殺是人類史上最邪惡的事，那麼最善良的事又是什麼呢？如果我們會譴責希特勒說的話和做的事，那我們自己的言行又會帶來什麼後果呢？納粹用醫療照護將人類、次等人類、非人類區隔開來。如果我們把別人視為疾病的帶原者，而自己是健康的受害者，那麼我們其實跟納粹沒什麼兩樣。如果真的反對納粹的邪惡，我們會試著去思考它的反面，思考什麼才是善。要能做到這件事，首先就是要理解所有人都是疾病的受害者，所有人都有平等的權

---

❼ 關於此信及其脈絡，參見Timothy Snyder, "How Hitler Pioneered Fake News," *New York Times*, October 16, 2019. 我對希特勒世界觀的描述可參見《黑土：大屠殺為何發生？生態恐慌、國家毀滅的歷史警訊》（*Black Earth*），聯經出版公司，二〇一八年。我的另一本相關書籍是《血色之地》（*Bloodlands*. New York: Basic Books, 2010）。

❽ 大屠殺研究中關於猶太人區疾病的討論，可參見Raul Hilberg, *The Destruction of the European Jews* (New Haven: Yale University Press, 2003) 1:271–74。

利獲得照護。

我辦公室裡的另一個書櫃，放的則是關於集中營研究的書。[9]通常那些管理集中營的人會比較善待健康的囚犯，欺負不健康的囚犯。當人性尊嚴和生命被踐踏在地時，榨取勞動力變成了最重要的事。史達林設置了古拉格勞改營，其運作邏輯完全與醫療照護背道而馳。[10]蘇聯政府以經濟效益去衡量囚犯，根據生產力的多寡來分配醫療照護資源。當權者找出哪些人有更多利用價值，哪些人應該盡快拋棄。身體較強壯的囚犯只要還能勞動，就可以獲得照顧，而身體虛弱的囚犯就可以去死了，他們常常被丟到集中營外面殘喘——這樣一來就不會被記錄，也不用成案。

如果我們認為世界上最恐怖的地方是古拉格，那麼世界上最美好的地方是哪裡呢？世界上最美好的地方，應該是無論你有多少生產力或有多少錢，都給你相同的權利接受醫療照護。無論是美國人還是其他國家的智者，都從二十世紀發生的各種恐怖事件中得到這樣的結論。

醫療照護是一項權利，今日的美國人對這個概念可能很陌生。然而，美國官方承諾這項權利已經超過七十年了。納粹德國在二戰被擊

---

❾ 德國集中營的資料可參見Nikolaus Wachsmann, *KL: A History of the Nazi Concentration Camps* (New York: Farrar, Strauss and Giroux, 2015)。

❿ Golfo Alexopoulos, *Illness and Inhumanity in Stalin's Gulag* (New Haven: Yale University Press, 2017).

敗後，美國和蘇聯陷入一場漫長的冷戰，就在這段期間，美國人簽署了一些協議，明定醫療照護是人權，這個協議還是美國人協助起草的。

一九四六年的《世界衛生組織憲章》（Constitution of the World Health Organization）規定：「享受最高可能規格的健康，是每一個人的基本權利，不分種族、宗教、政治信仰、經濟或社會條件。」一九四八年的《世界人權宣言》（Universal Declaration of Human Rights）寫明：「人人有權享受為維持他本人和家屬的健康和福利所需的生活水準，包括食物、衣著、住房、醫療和必要的社會服務。」大多數國家的憲法也都載明，人民享有醫療照護的權利。這些國家包括日本和德國，這兩個國家在二戰中被美國擊敗，他們的新憲法也受到美國的影響。今日的德國人和日本人，活得比美國人更久、更健康。

美國協助世界各地確立醫療照護為一項人權。為什麼美國自己卻不重視醫療照護呢？為什麼美國人不受自己政府簽署的協議保護？其他民主國家的公民可以享有這個權利，並且活得比我們更長壽、更健康，但我們的這個權利卻被剝奪，這樣說得過去嗎？我們之中許多人似乎不覺得這有問題。為什麼？

＊＊＊

我認為，我們變得這麼想求死，其實跟我們失去彼此的聯繫，變得愈來愈孤獨有關，也跟剝奪了我們的同理心，讓我們變得愈來愈不自由的憤怒有關。我回想起自己的出身，回想起我重病時的反應，大概知道為什麼美國人最後會變成這樣。

我在醫院日記裡畫了一幅插圖，內容是我的孩子們在家裡等我；我還畫了俄亥俄州的一個穀倉。我出生的時候，祖父五十五歲，他是一個農夫。我小時候相當有運動細胞，但祖父的前臂是我的兩倍粗，他手上和胳膊上總是爆滿了青筋。當他握住我的手腕時，我會動彈不得。他在某次農機事故中失去了幾根手指，但這對他來說似乎無甚影響。我的外祖父也是一個農民。雖然他從未提過自己會製造或修理什麼東西，但感覺好像什麼都難不倒他；他死在他的牽引機上。也許我的祖父們在工作時有抱怨過哪裡痛吧，但我無法想像他們會怎麼說。從來沒有人禁止我談論病痛，但我從小就不怎麼喊痛。八歲的時候，我曾肖想用手撐起我父親木雪橇上的老橡木，結果弄斷了左手腕，當下我一聲也沒哼，直到看到了X光掃描。

大約十年後，我在華盛頓特區的某個操場上打籃球時扭傷了（或者可能扭斷了）左腳踝。我在腳踝上綁上支架，躺了好幾天，接下來一整個夏天都拄著拐杖去工作。當時我沒錢也沒保險，所以沒有去照X光。後來我又再次摔斷了同一邊的腳踝，那時我有保險了，就去接受治療。我二、三十歲的時候斷過七根肋骨：在籃球場上撞到別人的手肘斷了五根，在巴黎聖寵谷教堂（Valley of Grace）摔倒時撞到自己的手肘，又斷了兩根。我某根手指在打籃板球的時候脫臼，而且很久以前開始就沒有在算到底自己斷過幾根腳趾了。之後我又摔斷了背，醫生說我有骨質疏鬆症。我現在老了，幸好靠著一些合理的醫療建議，骨頭的狀況改善許多。

我第一次偏頭痛是在大學二年級，當時我為了一個研究計畫熬了一整夜。等到一九九一年我去英國念歷史，偏頭痛已成了家常便飯。偏頭痛是不能不管的，你又不可能把自己的頭摘了扔到一邊去。在治療偏頭痛的藥物（翠普登〔triptans〕）出現之前，無論我人在歐洲還是美國，都得每隔幾週就去急診室報到。偶爾我還會痛到昏倒。開始服用藥物後，我去急診的次數減少到每隔幾個月一次。

我不善於表達疼痛的這一點，在二〇一九年十二月生病的時候把自己害慘了。我在德國出差的時候，腹部痛了起來。我在慕尼黑半夜叫了計程車，要求司機送我去醫院。我沒能向那裡的醫生表達自己有多痛，最後因為我看起來沒什麼事也沒怎麼抱怨，就被放出院了。德國醫生認為我是病毒性感染，研判我的腹痛會再持續一陣子。

當闌尾破裂時，我也沒有先思考自己到底發生什麼事，只是先忍了下來；畢竟醫生之前有說過我是病毒性感染，肚子會痛一段時間。我在德國做完該做的事，然後帶著穿孔的闌尾飛回美國，在家待了幾天一直覺得疲累，這才去了醫院，做了闌尾切除手術。從手術前掃瞄其實就可以看到，破裂的闌尾已經在我的肝臟種下了感染的種子。看來德國醫生沒注意到我的闌尾炎；美國醫生則忽視了我的肝臟發炎；而且我很難把哪裡痛說清楚，又讓整件事變得更糟。

這個社會讓我變成了一個忍痛高手，但這個社會也讓我在最後一課暴怒，救了自己一命。我的忍痛功力讓我把重要的工作做完。但是默默忍痛也讓我變得脆弱，我想其他美國人也和我有同樣情況。沒有人可以無窮無盡地忍受劇痛。只要有藥，我們遲早都會選擇吃藥。如果找不到人問，或是沒有其他形式的醫療照護，我們就會繼續服用藥物。習慣忍痛，最後會不知不覺變成習慣吞藥。這都是因為身邊無人照看。一個不小心，默默忍痛的人就會變成藥物濫用的人，成千上萬的美國人都是如此。

在醫院接受了三次手術後，醫生開給我疼始康定持續藥效錠（oxycodone）。但我沒有吃。後來我讀到妻子和陪我做手術的那位醫生朋友之間的訊息，他們在我皮膚和腹壁穿洞做第二和第三條肝臟引流管的時候，有聊過幾句。

「我會再跟他談談吃止痛藥的事。他一直對鴉片類止痛藥很謹慎。」

「他自己想吃再說，瑪西。我對鴉片類止痛藥也很謹慎。」

我之所以那麼謹慎是有原因的。摔斷背部的時候我曾服用這類藥物，它讓我神智不清卻又無法真的睡著，那種感覺很討厭。我的哥哥是一名物理學家，他有過幾次手術的經驗。他說鴉片類止痛藥對他大腦的影響，比手術和麻醉還要大。更重要的是，我想起在阿帕拉契山區跟中西部許多地方，到處都有人把這類止痛藥的藥瓶藏在副駕駛座前面的置物箱、工具箱和椅墊下面以備不時之需。

過去這幾十年來，有腦的醫生告訴我，醫療照護不是只吞藥讓你不痛而已。一九九二年我在倫敦的時候，一位幫我治療偏頭痛的醫生告訴我「把自己交給別人吧」，令我覺得很奇怪。一九九四至一九九五年，我在巴黎念書並一個人生活了一年，偏頭痛嚴重到眼睛開始看不清東西。等到我沒辦法閱讀書和文件，甚至不能用看電視來分散注意力時，我才發現問題大了。某天晚上我跌跌撞撞地去了醫院，甚至看不清楚路牌和地圖，還得用不輪轉的法語說「頭暈」以及「頭上看到星星」。

後來我在巴黎找了一位神經科醫師。我當時很窮，還好他很便宜。搭公車去他的醫院會途經巴黎鐵塔，我每次都會盯著鐵塔看，然後再看向公車上的巴黎乘客，他們誰也沒有看鐵塔一眼。那位神經科醫生仔細地給我做了檢查，並做了各種測試，他認為我的病情會惡化是因為我與所愛的人分隔兩地。年輕的我覺得這個人要不太法國，要不就是在取笑我。很久以後我才意識到，他說的其實還真有些道理。⓫

二〇〇〇年至二〇一〇年，我在歐洲看神經科醫生治療偏頭痛，那時已經有藥物可以用，我只想著讓他們快點開處方給我、放我走。然而，歐洲的醫生不只跟我講偏頭痛的起因，還會問我過怎麼樣的生活、最重視哪些東西、平常都做什麼事。在維也納時，我的內科醫師把我轉到一位神經科醫師那裡，這位醫師真的是花時間跟我促膝長

⓫ 一位護理師曾經告訴我，醫療照護的基礎是「睡眠、營養、人際關係」。

談。他說，要是像我一樣不能吃維也納炸肉排也不能喝葡萄酒，還不如死了算了，這番話把我逗得大笑。幾年前某個深夜，我昏昏沉沉地在柏林一間急診室裡，醫生在我床邊坐了一個小時，跟我聊我一整天都如何度過。她開給我我想要的藥，還有一張處方單，讓我可以在附近二十四小時不打烊的藥局拿藥，但她同時也想要了解，我怎麼會搞到得在異國的大半夜找醫院。

法國、奧地利和德國人跟我們用一樣的藥物，卻更便宜、更容易買到。在德國，我花個幾歐元就可以在任何一間藥局——甚至是車站或機場的藥局——買到治偏頭痛的藥，我不需要處方箋，唯一要做的是向藥劑師解釋為什麼我需要這種藥。這在美國是不可能的。並不是因為我們這裡的藥比較特殊，在歐洲買不到，而是歐洲的醫生除了開處方之外，還有額外的時間做一些別的事。我開始欽羨那些真的有時間也願意和病人一起討論，而且真正關心病人的醫生。然後我發現，他們之所以可以做這些事，是因為他們的系統支持，甚至鼓勵他們做這些事。這樣的系統不僅運行得更好，而且成本也比美國的低。

我很幸運能在國外得到這些照顧，這讓我明白，除了吞藥止痛，我還有其他選擇。世界上有醫生會願意跟你聊超過十五分鐘，而且他們是看著你這個人，不是看著電腦螢幕，會傾聽你的故事、了解你到底怎麼了。藥物很重要，但光靠藥物是不行的。

跨年的時候，紐哈芬醫院的一名護理師，以錯誤的方式給我偏頭痛藥，把藥直接注射到我的血液裡（靜脈注射），而不是脂肪組織

（皮下注射）。我感覺自己像小時候把手指插進牆上的插座，只不過這次被電超久。這個醫療失誤把我的心電圖搞得大亂。這場意外也提醒了我，翠普登這類的藥會有心臟方面的副作用，而我的醫生一直試圖降低我的用藥量。離開醫院之後，我終於開始認真看待多年來收到的那些偏頭痛建議了。

倘若醫生沒有時間跟你聊，我們就會卡在死胡同，覺得要不繼續痛，要不就吞藥。在美國，保健資訊大多來自藥品廣告，[12]而且不斷有人來跟我們說，你痛是你自己家的事，不然就吃藥啊。結果等藥物開始發揮止痛效果之後，我們的處境反而變得更危險，因為我們不會再在意這個痛到底是哪裡來的。接著我們服藥的量開始增加，直到藥沒有效，然後問題就來了。他們叫我們一個人忍痛、一個人吃藥，把一切都說成是我們自己的選擇，結果卻讓我們誤入歧途、困死自己。美國男人從不說痛，吃止痛藥吃到出問題也不說。他們從打死不吃藥的人，變成一切都只靠吃藥的人。如果人生只有藥物可以止痛，那我們只會把自己氣死，沒辦法彼此同理，每個人只能單打獨鬥，而不知道其實所有人在這件事上都彼此相連。

如今我們面臨的局面，比我祖父那時代更糟糕。[13]他們那一代的

---

[12] C. Lee Ventola, “Direct-to-Consumer Pharmaceutical Advertising: Therapeutic or Toxic?” P&T 36, no. 10 (2011): 669。另參見：Ola Morehead, “The ‘Good Life’ Constructed in Direct-to-Consumer Drug Advertising,” unpublished manuscript, 2018。

[13] Raj Chetty et al., “The Fading American Dream: Trends in Absolute Income Mobility Since 1940,” *Science*, April 28, 2017.

人碰上經濟大蕭條，也打過第二次世界大戰。在新冠肺炎隔離期間，我媽為了讓孫子們高興，寫來一張卡片說她父親在太平洋戰役中的偉大事蹟。當時的環境的確像這張卡片上的描述，比現在艱困很多，但戰後的四十年，美國整個社會都在向上流動，最近這四十年來反倒是一灘死水。製造業的職缺數量在一九七九年達到頂峰。如今，工廠的工作不僅變少，而且也愈來愈沒有福利或工會保障。美國人一直被宣傳每個人「有權工作」，應該自己去爭取，不要靠工會，[14]結果人們拿到的工作更糟糕、朋友更少、種族歧視愈來愈嚴重，得到的醫療照護每況愈下，心中的火愈燒愈旺。

在這個時代，當小農這件事變得愈來愈困難。[15]我小時候，農民是天塌下來也不怕，結果現在自殺的農民比其他行業的人都多。[16]政府取消了專為農民設的聯邦自殺防治熱線，等於拆除了實現美國夢的堅實堡壘。福利制度應該要用眾人的力量去支持那些願意勇敢向前衝的人，但現在的人要是想冒險，只能靠自己了。

在農場和工廠裡，身強體壯就是有飯吃的本錢。忍痛是生產力的

⓮ Bruce Western and Jake Rosenfeld, "Unions, Norms, and the Rise in U.S. Wage Inequality," *American Sociological Review* 76, no. 4 (2011): 513–37; Jason Stanley, *How Fascism Works* (New York: Random House, 2018), chapter ten.

⓯ Alana Semuels, " 'They're Trying to Wipe Us Off the Map.' Small American Farmers Are Nearing Extinction," *Time*, November 27, 2019.

⓰ Matt Perdue, "A Deeper Look at the CDC Numbers on Farm Suicides," National Farmers Union, blog, November 27, 2018; Debbie Weingarten, "Why Are America's Farmers Killing Themselves?" *Guardian*, December 11, 2018.

一部分，咬牙拚下去可能是正確的做法。直到一九八〇年代為止，辛勤工作的美國父親都還能期待孩子可以過更好的生活。現在情況已大不相同。經濟發生轉變，削弱了福利制度，吃苦硬撐已經沒有用了，只是虛耗而已，可想而知，人們不知道該怎麼辦才好。美國人現在做的勞力活明明比較少，身體上的病痛卻變多了。可悲的是，痛苦已經成了經濟和政治體系的一部分。過去，美國的政客們總是爭相說只有自己才能帶給人民更美好的未來，但現在讓人民痛苦並且操弄痛苦，在政治上卻變得很有利可圖。

醫療商品化的問題是其中一環。一個讓人只能在忍痛和吃藥之間二選一的醫療系統，導致一九九〇年代出現「藥丸磨坊」（pill mills）。「藥丸磨坊」指的是那些只開鴉片類止痛藥處方箋的醫生辦公室，而且通常以現金交易。第一家就在俄亥俄州的樸茨茅斯（Portsmouth），離我祖父母的農場一百多公里遠，我年輕時那裡是一個繁榮的製造業城鎮。樸茨茅斯是賽歐托郡（Scioto County）的主要城市，光是賽歐托郡的八萬人，就曾在一年內用掉一千萬劑鴉片類止痛藥。[17]那些受苦的人吃止痛藥愈吃愈沒效，不需要吃藥的人卻因此獲利。

無論男女老少、不論背景，鴉片類止痛藥都是問題。南方白人女性有部分就是因此壽命愈來愈短。[18]中年白人男性的平均壽命也一直

[17] 關於樸茨茅斯的資料，參見Sam Quinones, *Dreamland: The True Tale of America's Opiate Epidemic* (London: Bloomsbury, 2016)。

沒有長進。[19]他們犧牲自我而成就的美國夢已經破滅，昔日工會和福利消失之後人人分崩離析，即使憤恨不平也只能獨自面對。如果我們只能一個人獨飲憤恨，我們就會輸給憤恨，染上更重的癮，聽信錯誤的人，傷害我們在乎的人，然後死去。我們變得過於仰賴鴉片類止痛藥，無法去思考孩子、伴侶、朋友或其他人的事。

病痛和藥物成癮帶來的雙重絕望，深深影響著我們的政治。來自鴉片類止痛藥氾濫地區的居民們，都把票投給了川普。要問二〇一六年十一月川普能不能拿下一個州，看看那個州是否濫用鴉片類止痛藥就知道了。[20]賽歐托郡是濫用鴉片類藥物的大本營，川普二〇一六年在這裡拿到的票數，比二〇一二的米特・羅姆尼（Mitt Romney）多了三分之一。川普也出乎意料地在賓州取得勝利。他拿到了賓州多個郡的多數選票，這些地方四年前原本是歐巴馬的票倉。這些郡一個一個陷入了公共衛生危機，都是因為鴉片類止痛藥濫用的問題。在俄亥俄州也有許多歐巴馬以前大勝的郡，四年後被川普拿下，除了某一郡之

---

⑱ Andrew Gelman and Jonathan Auerbach, "Age Aggregation Bias in Mortality Trends," *Proceedings of the National Academy of Sciences*, February 16, 2016.

⑲ Anne Case and Angus Deaton, "Rising Morbidity and Mortality in Midlife Among White Non-Hispanic Americans in the 21st Century," *Proceedings of the National Academy of Sciences*, December 8, 2015.

⑳ J. Wasfy et al., "County Community Health Associations of Net Voting Shift in the 2016 U.S. Presidential Election," *Plos* ONE 12, no. 10 (2017); Shannon Monnat, "Deaths of Despair and Support for Trump in the 2016 Presidential Election," Research Brief, 2016; Kathlyn Fydl, "The Oxy Electorate," *Medium*, November 16, 2016; Jeff Guo, "Death Predicts Whether People Vote for Donald Trump," *Washington Post*, March 3, 2016; Harrison Jacobs, 'The Revenge of the 'Oxy Electorate' Helped Fuel Trump's Election Upset," *Business Insider*, November 23, 2016.

外，其他郡都面臨鴉片類止痛藥的危機。我能夠想像這些選民為什麼會如此絕望，其實那就跟絕望的人會尋死一樣，只是他們求生不得、求死不能。絕望的選民不再關心自己、不再關心家人和其他人，轉而投票給那些販賣痛苦的政客。[21]

有時候我們還是需要獨處。如果我們不知道如何做自己，就不算自由。然而，完全只有一個人也無法自由，因為寂寞的人無法自由，還會害其他人也變得不自由。憤怒是我們的自由，但那只是其中的一小部分。如果我們沒有別人的幫助，我們的憤怒將不再能保護自己，反而會危及所有人。一旦從原本的不甘示弱變成憤世嫉俗，我們就會以為只有別人才需要幫助，忘了自己其實也需要。亂發脾氣無法帶來解放，反而會讓亂帶風向的政客趁虛而入。從痛苦到絕望，從不甘示弱到憤世嫉俗，這變成了一種惡性循環，接著像川普這種很懂這套的政客，就會在懸崖邊補給我們最後一腳。他們希望人們落入受苦的迴圈，然後反對醫療照護。他們的政治就是在操弄這些痛苦，他們的政治宣傳是一個致命的陷阱。

這些政客告訴白人，像他們這麼潔身自愛的高貴族群，怎麼會需

㉑ 有關於sadopopulism的討論可以看我的書 *The Road to Unfreedom: Russia, Europe, America* (New York: Tim Duggan Books,2018) 的第六章；另外，關於汙染和自我犧牲，可參見 *Arie Hochschild, Strangers in Their Own Land*, New York: The New Press, 2016.（譯按：這個詞是作者二〇一七年在YouTube上發表的一部影片中提出的，意思是政府制定的一些政策只會讓人民更痛苦，而政府則利用這些痛苦達成別的目的。影片網址："Timothy Snyder Speaks, ep. 4: Sadopopulism" https://www.youtube.com/watch?v=oOjJtEkKMX4）。

要什麼保險和公共衛生呢？弄了保險和公共衛生，只會被那些不配享有的黑人、移民、穆斯林搶去用。政客的舌粲蓮花讓惡性循環永不超生：美國白人必須單打獨鬥面對痛苦，如果他們承認自己需要幫助，就是背叛了自己和國家。照他們的說法，只有深色皮膚的人才會求助。當然，說這些話的當選政客享有國家提供的醫療照護，他們才不會對選民承認自己也受益於某些東西。這已經不叫偽善，他們這樣一邊說好聽話一邊否定醫療照護，根本是過失殺人還以此為樂。[22]

所有人都被捲入了這場操弄痛苦的政治漩渦，一塊走向毀滅。你覺得醫療照護幫了那些不值得幫的人，於是就反對它，這簡直就像先把別人推下懸崖，然後想著反正下面堆滿了屍體可以墊背，於是你也跟著跳了下去。這也好比在玩俄羅斯輪盤，你把兩顆子彈裝進別人的左輪手槍，同時也裝了一顆子彈在自己的左輪手槍。

我們可不可以不要跳下懸崖？可不可以不要玩俄羅斯輪盤呢？我們活著，也讓別人活著，大家一起活得更久更好，這樣不好嗎？

在忍痛活著以及吃藥止痛之外，應該還有另一個選擇：你需要的時候可以獲得醫療照護，醫療照護也有辦法到真正需要的人所在之處。也就是說，我們可以更容易找到醫生，也有其他更簡單的方法變得健康。比如說，如果你的身體非常痠痛，你可以接受物理治療以及

㉒ Jonathan M. Metzl, *Dying of Whiteness* (New York: Basic Books, 2019). 原文出自W.E.B. Du Bois, *Black Reconstruction* (New York: Harcourt, Brace, 1935)。

靠運動來鍛鍊。這些方法都得當面問診，而且不會像藥品或外科的侵入性治療那樣，一次就收一大筆錢。如果我們關心全美國人的健康，那麼每一個人都應該要有保險，而且每個人的保險都應該足以支付能減輕痛苦的治療項目。我們需要的不是靠個人，而是將眾人團結起來的制度，讓每一個人都能從中獲益。

＊＊＊

人們很容易習慣待在舒適圈並安於現狀，大家好像很喜歡在痛苦和死亡中尋找意義。善良的美國人用這種方法，去為那些製造傷害和殺戮的當權者找理由。當一個人死去的時候，我們告訴自己這是必然的，這是有原因的，這是上帝的旨意。這些信念阻止我們去挑戰商業化的醫療系統，這個系統不把我們當成上帝的孩子，而是當作利潤的來源。如果我沒有從受苦經驗中汲取教訓，我受的苦就沒有意義了，即便死了也是白死。我才不相信上帝會要我的美國同胞忍痛忍到死，然後讓少數人從醫療商品化中賺取財富。

我們也很喜歡拿過去的神話故事來當藉口，說十八世紀的美國開國元勛沒有想到現代的公共衛生。他們當然不可能想到所有事。但身為美國公民和歷史學家，我才不認為開國元勛會希望美國人民活得更短命、更糟糕，讓少數人從多數人的疾病中賺取利益。這麼多世紀以來，美國憲法序言的觀點依然沒有過時：好的政府會提供人民正義、安寧、公共福利以及各種自由，並且建立一道屬於所有人的壁壘。如果我們自豪自己的憲法，也很清楚它的宗旨，我們會在自己的時代實現起草人的願景。

有病不看醫生，靠自己撐過去，這種做法也許在兩百年前還有點道理。我出院後正好碰上新冠肺炎大流行，必須隔離在家，和兩個正在上小學的孩子一起遠端上課。我們一起閱讀革命時代的歷史，讀到了華盛頓曾被三位醫生放了四次血，最後失血過多而亡，如果他沒去看醫生，大概會過得更好。富蘭克林曾寫信給約翰・傑伊（John Jay），說他其實沒那麼怕生病，反而比較怕吃藥，現在回頭看看好像也可以理解他的想法。要讓人不再對獨立戰爭有浪漫想像，最快的方法就是告訴他當時受傷的人是如何被對待的。當時的人對感染一無所知，醫生看診不洗手，也不消毒手術工具。粗暴地幫病人截肢很常見，而且當時的人並不知道化膿或腫脹是感染的徵兆，反而誤以為是傷口要癒合了。殖民者的平均壽命是四十歲，他們奴役的非洲黑人更是短命得可憐。像天花這些從歐洲來的疾病，更是大大縮短了美洲原住民的壽命。

我很難想像美國的開國元勛，這些珍視正義、安寧和福利的人，會希望我們重蹈他們醫療史上的悲劇。他們確實沒有明確地如此說過，但事實上，他們之間的通信內容大多都是在感傷個人的病痛、朋友的疾病，以及這個年輕共和國許多城市遭受的瘟疫。[23]曾有一年

[23] 可以參見，例如一七九三年十月十四日，華盛頓寫給麥迪遜的信；以及一七九三年十月十一日，華盛頓寫給傑佛遜的信；這兩封信都可以在美國國家檔案館的線上資源查到。

的國會因黃熱病疫情無法召開，當時的人們並不是很了解這是什麼病；[24]現在，我們知道它的傳播途徑是蚊子，也已經有了疫苗。像黃熱病、天花和其他疾病，在當代我們都有疫苗或治療方式，在過去則讓富蘭克林、傑佛遜等人傷腦筋該如何才能救美國人的性命，使眾人遠離疫病。傑佛遜認為，一個人要過得好，除了要有道德，最重要的就是健康。

如今，我們更了解自然界，可以把醫療照護視為一種人權，憲法也沒有阻止我們這麼做。

相反地，憲法起草者相當明智地指出：「憲法中列舉的某些權利，不得被解釋為否認或輕視人民所擁有的其他權利。」這表示，我們是可以擁有醫療照護權的。如果我們認同傑佛遜說「生命權、自由權和追求幸福的權利」是三項不可剝奪的權利，那麼我們就應該支持醫療照護。如果我們有權活著，就表示國家應該要給我們方法活得好好的。如果我們有權追求幸福，就表示我們有權獲得照護，這樣才能在痊癒之後去追求幸福。傑佛遜說得很明白，沒有健康，就沒有幸福。各種自由的權利必然包含享有醫療照護的權利。我們生病的時候並不自由。當我們陷在病痛之中，或擔憂疾病即將降臨，統治者就會利用我們的苦痛，對我們撒謊，進而剝奪我們其他的自由。

㉔ 一七九三年發生在費城。可參見Danielle Allen, *Our Declaration* (New York: Liveright, 2014)。

| 第二課 |

從新生之初開始自由

自由的悖論在於，人不接受別人的幫助，就無法真正獲得自由。自由是能夠昂然獨立，但自由也是每個人彼此相連。我們必須從小就一直與他人建立連結，長大之後才能成為一個獨立自由的人。自由是一盞為一代代後人點亮的燈火。……自由的國家，是一代代人不斷孕育出來的結果。

我在醫院日記裡記下了一些孩子們今年一月參加的活動。「更認真地練習足球。」「朋友E和A來玩。」「開始上學。」我的兒子女兒都知道家裡發生了什麼事，每天早上會自己起床去上學，我真為他們感到驕傲。當我病得太重無法讓他們來看我時，妻子會跟我說他們過得怎麼樣。孩子們會寫下留言，也會給我畫圖，我將之貼在牆上，或摺起來放在日記裡。當我可以下床走動時，他們都來探望，但我一次只能見一個人。女兒想要抱抱我，餵我吃東西。兒子則說：「爹地，我一直夢見你死了。」

無論是在醫院還是出院後、在辦公室時，或是疫情讓我無法進辦公室之後，我無時無刻不想著自己的孩子。病得最重的時候，一想到孩子我就怒火攻心，但也因為他們，我開始試圖去理解這一切；在那些情緒慢慢消退之後，我仍然時不時會想哭。在那幾天，只要想到他們可能失去什麼、我會失去什麼、我們將一起失去什麼，一切就巨大到讓人無法承受。學校因疫情關閉之後，我們待在家裡，我每天二十四小時都可以看到他們，但那份悲痛還是日日夜夜地不斷縈繞，導致我在家裡會焦急地找尋他們的身影，連作夢也夢到在尋找他們。

某天晚上，我從噩夢中驚醒，突然想到我幫他們小時候拍的照片還沒有備份。我坐起身，趕緊下床。我連作夢都在想要怎麼彌補跟他們分離的失落感；好好保存過去的相處點滴，是讓我繼續跟孩子們在一起的方式之一，也是大病初癒後還很虛弱的我能做到的事。我找到了那一臺舊電腦，匆匆地裝好並接上一顆硬碟就開始備份照片。一張張照片從舊到新飛快地掠過螢幕，回憶也跟著一一湧現。最後一張

（或者說是第一張）照片是我兒子剛出生時拍的，他帶著寶寶手套裹在藍色的毯子裡，好小好小一隻。

＊＊＊

雖然那是我孩子的照片，但我的悲痛可能是普遍且人人皆有的。在這個地球上，所有為人父母的人在新生命誕生的那一刻，都會獲得一種與其他日常經驗完全不同的感受。那一萬四千八百一十張照片帶我回顧了過去十年的歲月，孩子的出生改變了我的生命，而我思考著自己在育兒之路上得到哪些幫助、碰到哪些阻礙。我兒子在維也納一家公立醫院出生，藍色的毯子和寶寶手套都是那邊給的。那間醫院和那座城市，毫無疑問讓我們的生活更容易。瑪西和我都是第一次面臨懷孕和生產，而那裡親密的氛圍和便宜的費用，讓我們了解良好的醫療照護該是什麼樣子。

二〇〇九年至二〇一〇年，我們在維也納接受產科照護的那幾個月幾乎沒付什麼錢；除了每個月合理的保險會費之外，只有支付低額的看診費用。我們其實可以免費看產科醫生，不過我們額外付錢（雖然也不多）去別人推薦的私人診所。整個懷孕期間（以及生產後），妻子都隨身攜帶一張全國各地認可的「母嬰健康手冊」，上面會記載醫生看診紀錄、檢查結果和接種紀錄。妻子去醫院或診所時，護理師和醫師不會盯著螢幕，而是會和我們打招呼，要求查看「健康手冊」。

維也納市也提供我們有補助（而且很有趣）的產前教育課程。奧地利人通常對外國人說高地德語，但在比較私人的場域就會轉換成較難懂的方言。我什麼都聽不懂，只是跟著在墊子上用球跟壺鈴做一些固定動作。雖然如此，生產課程還是很有趣，也讓我們在懷孕過程可以多跟人接觸。因為來上課的夫妻幾乎都是同一個時間有小孩，我們身邊都是經歷相同懷孕階段的人，因而彼此相熟。我們變成朋友，孩子也會一起長大。即使我們是外國人，在懷孕的每一個階段直到生產，都能感受到這個醫療系統很替孩子和我們著想。在那裡，我們不會遇到在美國那種商業化醫療環境常見的情況，比如說，你總是搞不清楚為什麼要做某件事或是不做某件事，為什麼有人會說出奇怪的推託之詞，或是為什麼醫生或護理師變得怪裡怪氣，甚至溜走。在美國，大家遵循著一套潛規則：一切利益至上。但在奧地利，還在媽媽肚子裡的孩子的福祉才是最重要的事。孕婦甚至必須做產前檢查，才能夠獲得政府提供的福利。

從整個懷孕過程可以看出，一個相關的政策重視的是利潤還是生命。奧地利的孕婦如果在第三孕期時出現流血、羊水破了，或是宮縮時間每二十分鐘就來一次，就必須要到醫院報到。相較之下，在美國的準媽媽卻必須等待更長的時間，可能要到宮縮時間間隔三、四分鐘的時候才能進醫院。這就是為何美國很常發生孕婦在汽車後座生產，甚至母親和新生兒最終不幸死亡的原因。美國醫院總是擔心孕婦來得太早，會占用醫院病床；奧地利的醫療系統，則是設計來讓孕婦有充裕的時間準備並且健康地生產。

妻子要生的那天晚上，我們直接住進了一家維也納的公立醫院，房間乾淨又安靜。我們必須在一張紙上簽字。起初我們還很擔心來得太早，但都沒有人來趕我們回家。瑪西生產花了很長的時間，過程很困難也很複雜，這段時間我們都很高興能夠好好待在醫院。寶寶出生後，母親和嬰兒需要在醫院待九十六個小時，這是為了確保新生兒一切健康無虞，也讓母親學習如何餵母乳。

醫院讓我從早上九點待到下午五點，所以我可以了解整體情況。這裡每天都有課程教授新手爸媽如何幫嬰兒洗澡和換尿布。護理師穿梭在不同病房，協助媽媽調整餵母乳的姿勢，傳授一些技巧。新手媽媽們或許少了美國人習以為常的隱私，但她們確實受到大量關注，合格的專業人士將這些新生兒放在最重要的位置。無論媽媽之前對餵母乳的看法是什麼，護理師都有一套專業的程序來確保媽媽能夠順利哺乳。他們很清楚該做什麼，四天之後，新生兒和新手媽媽也得心應手了。在奧地利，有九成的媽媽會學習餵母乳。出院的時候，媽媽和寶寶都已經準備好了。我們不需要再簽什麼表格，也不用支付帳單。

大家一起上生產課程時，我變成了全班最可憐的那一個。每一期培訓課開始時，都是伴侶一起來學，那段時間我與妻子共用一塊墊子，光身體各部位在維也納方言叫什麼，就把我們搞得頭昏腦脹。隨著課程進行，會變成男女分開上課，各自分頭討論那個性別會關心的問題。我不知道美國男人這種時候會聊什麼，但奧地利準爸爸們談的是福利制度給予他們什麼樣的自由。他們有三種育嬰假可以選，每一種對我來說都慷慨到令人難以置信。另外有些人則在聊伴侶雙方如何分配兩年的有薪育兒假。我試著告訴這些新朋友，我的大學給了我和妻子相對不錯的福利，他們卻覺得只給一學期根本不夠。當我告訴他們美國育兒假怎麼規定時，他們的表情更是驚恐。美國媽媽可以請十二個星期的假，但拿不到一分錢，爸爸要請假更是天方夜譚，這些狀況聽在奧地利人耳裡似乎不太文明。他們是對的，這確實很不文明，而且讓父母和孩子們都變得不自由。

他們這麼一說我才發現，我之所以認為妻子可以請三個月的育嬰假已經夠好了，只是因為知道其他美國人的狀況比這更慘。我突然覺得很丟臉。我的這種想法其實助長了這個普遍的問題。我覺得自己只要沒有比別人差就夠了，於是看不到整個醫療照護體系有多糟糕，更看不到它其實可以變得多好。每個美國人都可以，而且應該享有比我和妻子更好的產假福利。如果奧地利能做到，為什麼我們不能？奧地利每一個公民，無論什麼地位、有多少錢，都擁有比我更好的選擇。很多美國人都跟我一樣，只因為自己獲得的醫療照護和公共服務沒那麼糟，就心滿意足了。我的朋友們認為，每一個人都應該擁有同樣的機會，而這些機會應該要讓每個家庭可以過好的生活。我認為這個想法很實際。

兒子在維也納出生之後，我想多花時間陪陪他，也讓妻子有時間喘息，所以在他喝完奶後，我會帶他出門散步。我很享受推著嬰兒車在這座城市裡溜達的時光。在這之前我從未發現，原來政策確實會影響人們怎麼生活，而人們的生活方式也會改變社會觀念。有了育嬰假，男人帶著孩子到處跑，就變成一件再正常不過的事。偶爾跟其他男人點頭致意「你看，我們是爸爸，多好啊」，其實感覺挺不錯的。兒子睡著的時候，我就繞去咖啡館休息，服務生都對我非常友善，這樣的人生真是美好。

親身經歷了這些事，讓我開始另眼相看德語世界。二十世紀的恐怖悲劇，讓德語成了伴著死亡的語言。可是，當路過的老太太誇讚我的孩子很可愛的時候，德語又成了賦予生命的語言。

＊＊＊

兩年後，我們的第二個孩子在美國出生，情況大不相同。

之前妻子生兒子時是自然產，沒有以人工引導生產，也沒有剖腹。維也納公立醫院的產科醫生對生產過程的耐心，比美國醫生多很多。妻子懷第二胎時三十九歲，懷到一半剛好滿四十歲，醫院告訴她，因為妳滿四十歲，就必須在預產期之前人工引導生產。這種非黑即白的分法很沒道理，某些危險的確會隨著產婦年紀增高而加大，但沒有人會在生日當天就突然變成高危險群。

病人和照護者無論碰到什麼大小事，都會被這種不經大腦思考的規定搞得一團糟。電腦程式只在乎怎麼計價，不會考慮人類的基本需求。醫生和護理師一旦習慣用這種方法來分類，就會看不見病患的真實狀況。我住院的那段時間，在日記裡記下了一些類似的故事。

我當時是定時服藥，並且會自己寫下服藥的時間和劑量，一部分是因為我不信任這個系統，一部分是因為我想要在晚上能夠好好睡覺。醫院開給我普拿疼（acetaminophen）止痛，每六小時吃一次。我要求護理師不要再為了配合那六小時服藥一次的規定半夜叫我起床，有時他們會聽，有時則不。如果我少吃一次，我會試著要求他們重設我的服藥時間表，讓我下一次服藥時可以在其他恰當的時間，而不是按照醫院的設定。護理師有時會照我的話做，有時則照著螢幕指示。我晚上要服三種藥，一種在十點，一種在十一點，還有一種在半夜。要經過許多天的討價還價，我才可能會碰到一個可以理解又願意配合的護理師幫忙調整白天給藥的時間，讓我可以同時服用三種藥，然後好好睡一覺。這種要靠反抗體制才能讓病患好好入睡的設計，簡直荒謬至極。更別說我也會碰到另一類護理師，堅持認為電腦怎麼說她就該怎麼做，她必須半夜把我叫醒吃藥，否則就會違規。

如果是碰到懷孕這種更重要的狀況，看著螢幕聽命行事可能會造成更多問題。電腦什麼都不知道，只會標出「確認懷孕」和「四十歲以上」，然後說幾月幾號應該進行人工引導生產。對醫護人員來說，照著螢幕跳出來的指示做，比去真正了解眼前這個女人的前因後果簡單多了。於是他們變成了電腦程式的奴隸，不知不覺忽略了眼前的人類正在努力創造另一個人類。儘管我妻子的身體狀況安好，孩子也很健康，但這種不經大腦思考的做法依然影響了我們。我們得據理力爭要求不要人工引導生產，而是多給我們三十分鐘，讓產兆自然出現。值得慶幸的是，第二次的生產比第一次更快、更容易。

孩子出生後，醫院又開始倒數計時，準備把我們趕出產科病房。在維也納，產科病房裡通常有其他母親、嬰孩、護理師和其他父親來來往往的聲音，但在美國這裡全都沒有，只有我妻子孤零零地待在小房間裡。她有點忘記怎麼鼓勵小寶寶吸母乳，也沒有人來幫助我們度過新生命誕生後的關鍵階段。我們拿到一些影印資料，上面畫著乳房示意圖還有一支電話號碼，但這並不能取代知道該怎麼做而且總找得到人的護理師。我們還拿到了一堆紙和爆量的帳單。那支電話號碼可以聯絡到一位泌乳顧問，一直到很後來我們才見到人。在美國看泌乳顧問，必須要額外付費以及擁有很好的保險，大多數人其實負擔不起。嬰兒出生時的不平等影響了他們的生長發育。人生起跑點就這麼不公平，根本完全違反了「人生而平等」的理念。❶

一輩子從生到死的醫療都被商品化，其實是我們自己選擇的結果。然而世界未必只能如此。帶著兒子離開奧地利的醫院時我和妻子得到了一個育兒箱，裡頭有嬰兒衣服和毯子，裝在一個實用的尿布背包中。我們還收到了一份指南，上面列了維也納市提供的所有服務，包括照顧嬰兒時碰到什麼疑難雜症可以去哪求助，有提供給媽媽的個人協助，還有公共托兒服務、公立幼兒園和學校的資訊。只要家長帶孩子去看小兒科醫師，並且在那本「健康手冊」上記載預防接種紀錄，所有諮詢都免費。

我們帶著一個一歲和一個三歲的孩子搬回奧地利，住進藍領階層社區，並震驚於當地的公立幼兒園的品質。這裡的環境設施以及快樂的氣氛，跟我們在美國參觀過的私人日托和幼兒園一樣好。除了每個月四十歐元的午餐費之外，基本上完全免費，而且幼兒園很以他們的午餐為傲，食材皆來自當地，家長和老師會在為時一個小時的家長會上討論菜色，晚上還會跟廚師開會。

我們三歲的兒子跟一群三到六歲孩子分在同一班，有一個大一點的女孩顧著他。兒子的老師會確保他在新環境中得到需要的幫助。我們有點不太好意思，因為他其實為班上帶來一些麻煩。他是班裡最小的孩子，而且在講求秩序的奧地利觀念中不太合群。我兒子會跌跌撞撞地走到大一點的男孩們身邊，然後興奮地推倒他們精心堆起來的積

---

❶ Corinne Purtill and Dan Kopf, “The Class Dynamics of Breastfeeding in the United States of America,” *Quartz*, July 23, 2017.

木。我們覺得他的行為很糟糕，但跟老師提起這個問題時，她的眼裡卻閃著光芒，親切地說：「可是把某個東西推倒，那感覺多讚啊！」

當幼兒園老師得知我們在一學年結束後就要帶兒子返回美國時，她甚至在我們面前流下了感傷的淚水。

***

每次一家人從奧地利回到美國，我都要重新適應。我不懂為什麼美國父母明明會繞著自己的小孩團團轉，卻那麼不想接觸其他小孩。

我的兒子一、兩歲時在紐哈芬上音樂課。通常孩子們不會乖乖在大人面前圍成一圈坐好，而是更喜歡一顛一顛地或爬或走的穿過眾人，去找另一個孩子或家長玩。每個小朋友上場表演我都很開心，我不是很在意小朋友拿著鼓棒在地毯上敲敲打打，不過場面一失控就會一團混亂。小朋友們表演搖鈴鼓的時候，盤腿其實盤得很累的大人會一直跳起來，去把亂跑離群的小孩抓回來，因為大人們認為小朋友應該要一直待在自己的視線前方，結果讓整個表演過程變得很搞笑。有一個小男孩想擠到我跟兒子中間，我原本很高興他認得我們，結果一個禮拜後，他媽媽跑來對我大吼：「你誰啊你？一直追著十八個月大的小孩跑！」

孩子們對大人笑，大人也向他們微笑，這難道不好嗎？這個小男孩能跟家人以外的人玩在一起，不是很棒嗎？走出家門去上幼兒音樂班，最重要的難道不是學習融入社會嗎？陪兒子上音樂課的幾個月後，我跟一位後來變得很要好的媽媽聊到這件事。我問她，為什麼孩子一不在自己面前，媽媽們就會變得很緊張。她的回答讓我思考了很多，她說：「我猜這是因為，無論大家怎麼跟小孩玩，最後小孩還是得由我一個人照顧。」

我在想，如果美國的爸媽或其他人在照顧小孩的時候不用孤軍奮戰，這個國家會變成怎樣呢？在維也納時，我和妻子就從來不覺得在孤軍奮戰。人們走在路上會讓路給嬰兒車，主動幫忙開門。我還記得某天早上，我推著嬰兒車從一個坡上慢跑下來，女兒坐在嬰兒車裡，兒子站在嬰兒車後面的板子上。我試圖衝去車站趕那班路面電車，這樣才能準時送孩子們上幼兒園。小跑步的過程中，陽光從我身後照亮了前路，我透過車廂窗戶，看到裡面的乘客為我們按下開門鈕，讓道給我們，讓我們順利擠進去。

這一切當然不是因為奧地利人比美國人更友善，而是社會形成了一種共識，大家都理解撫養孩子不是光靠家長或一個家庭獨力就能做到的事情。那些協助我們的機構，從公立醫院到公立幼兒園，再到公共交通工具（每個地鐵站都有電梯），都不是單方面地給有孩子的家庭方便，而是建造出凝聚共同體的基礎設施，讓人們彼此相連，讓所有人都知道照顧小孩不是他們一個人的事。

＊＊＊

在美國，每個人一出生的時候，他的自由就死了。爸媽再怎麼無所不能，也不可能光靠自己生小孩和養小孩，但我們從不談論這件事。我的孩子還很小，我需要大量的幫助，才能在照顧孩子的同時還能保有自由。爸爸還不是最慘的，必須懷胎生產跟餵母乳的媽媽更是累。我們也從來不去談，我們需要做些什麼，才能確保孩子們從出生開始就盡量活得自由。我們以為自由就是不受拘束，這的確對自由來說很重要，然而新生命的誕生告訴我們，光是沒有約束並不能讓你自由。一個孤零零又不受約束的新生兒，其實一點都不自由。新生兒比起他們的爸媽，更需要社會給予環境才能自由發展。

孩子小時候受到怎樣的對待，會深深影響他們日後怎麼過生活。如今科學家最該教我們的事情，其實是如何健康自由地活著。[2] 十九世紀時，科學家告訴人們疾病如何傳播，讓人們知道如何活得更久，也更自由。二十世紀後期，另一群科學家開始認識到，兒童早期的生活對其日後的發展很重要。但成年人其實要跨好大一步，才能了解到如果你在意自由就得在意兒童的福祉。只有當我們真正在意兒童，這塊土地才會開始重獲自由。

要長成一個自由的大人，就必須從小開始培養能力。[3]大腦在五歲會漸趨發育完整，所以要活出自己的樣子，我們五歲之前就需要學

---

[2] 這類的科普知識，可以參閱哈佛大學兒童發展中心（Center on the Developing Child at Harvard University）蒐集的研究報告摘要。

[3] C. Bethell et al., "Positive Childhood Experiences and Adult Mental and Relational Health in a Statewide Sample," *JAMA Pediatrics*, November 2019.

習一些技能。嬰兒和蹣跚學步的幼童會在與他人的互動中長出自己的意志、語言和思想。[4]我們從很小的時候就開始學習，學習如何從失望中振作，學習別急著吃棉花糖。大量的研究顯示，這些技能是在人際關係、玩遊戲、做選擇中發展出來的。

要變得自由，還需要了解自己的興趣，以及知道實現這些興趣需要什麼東西。在壓力之下要能思考自己的生活被什麼制約，得有辦法去經驗、描述、調節情緒。[5]自由包含做出選擇，但沒有人能選擇自己看不到的選項。我們一旦陷入恐懼之中，整個世界就變成非黑即白，不站在我這邊的全是敵人，如果不打倒他們，就只能逃跑。小時候如果學會描述和控制自己的情緒，未來碰上了壓力，就更可能用積極正向的態度去面對，否則我們會失去自由，無法在危險時刻看到出

口或全新的道路，也無法在承平時期變得茁壯強大。❻

自由的悖論在於，人不接受別人的幫助，就無法真正獲得自由。

---

❹ 連亞馬遜和谷歌的創辦人都不讓小孩去上有３Ｃ產品的學校，而且賈伯斯甚至不讓自己的孩子接觸他公司的產品。Nicholas Kardaras, *Glow Kids* (New York: St. Martin's Griffin, 2016), 22–32. 而且據我所知，矽谷沒有人會把孩子送去可以使用３Ｃ產品的學校，保母也必須簽屬協議，不准把會上癮的產品帶進家中。Nellie Bowles, "Silicon Valley Nannies Are Phone Police for Kids," *New York Times*, October 26, 2018。

❺ Barbara Fredrickson, "The Broaden-and-Build Theory of Positive Emotions," *Philosophical Transactions of the Royal Society of London, Biological Sciences*, September 29, 2004, 1367–77.

❻ V. Felitti et al., "The Relationship of Childhood Abuse and House- hold Dysfunction to Many of the Leading Causes of Death in Adults," *American Journal of Preventive Medicine*, May 1998, 245–58.

自由是能夠昂然獨立，但自由也是每個人彼此相連。我們必須從小就一直與他人建立連結，長大之後才能成為一個獨立自由的人。自由是一盞盞為一代代後人點亮的燈火。每個人在剛出生的那五年，都需要大量悉心的關注，❼同年齡的小孩無法給你這些，你長大以後其他大人也無法給你這些。唯一能獲得這一切的時機是從小接受大人的協助，長大之後，你再用同樣的方式照顧下一代的孩子。自由的國家，是一代代人不斷孕育出來的結果。

任何一個在美國養過孩子的人都知道，好好花時間陪伴小孩有多難。❽大家都會說，孩子需要有大人依靠、需要自由自在地玩耍、需要練習做各種選擇，但卻只是把這些責任全扔給父母，還期待父母最好附上一個愛的微笑。問題是，父母明明要工作，要怎樣才可能辦得到這些事呢？答案其實都在我們心裡。法律應該要明定，母親分娩後需要在產科病房待四天。父母雙方都需要請夠長的產假或陪產假，需要能彈性安排工作時間、需要有薪病假、公共托兒服務和有薪假。既然其他地方給得起這些福利，美國沒理由做不到。

母親和其他家人在生產、撫育小孩或生活中其他方面遇到困難的時候，都需要一些空間。那些能夠讓孩子上良好的公立學校，退休之後也有合理退休金的家庭，對生活會比較不那麼焦慮，也更能夠陪伴

---

❼ 有關幫助兒童發展的一系列論文，可以看“Advancing Early Childhood Development: From Science to Scale,” *Lancet*, October 4, 2016。

❽ Heather Boushey, *Finding Time* (Cambridge, Mass.: Harvard University Press, 2016).

年幼的孩子。如果父母和照顧者知道，他們和孩子都有權獲得醫療照護，就會有更多時間和耐心幫助孩子變得自由。

| 第三課 |

真相使人自由

如果人們不去承認威脅的存在並做好準備，就會失去生命和自由。不去面對真相，就等著被壓迫。當你不想認真了解疾病，就是把自己的健康交給政客來管，他們會用大規模死亡伴隨而來的情緒操控你。

二〇一九年十二月十五日做完闌尾切除手術之後，我發現自己變得容易與別人產生共鳴，而且共鳴異常強烈。我的肝臟受到感染了。我的病拉近了自己和別人的距離，使我更願意去聽他們的故事。我注意到一些自己以前可能忽略的事，像是聖誕節快來時張貼在教堂前的宣傳單。紐哈芬市中心的布告欄上寫著一段話，問大家今年聖誕節是否要「一邊慶祝某個移民家庭到來，一邊卻又拆散、拘留和驅逐其他的移民家庭」。「某個移民家庭」指的就是瑪麗亞和約瑟夫，在歷經艱難的旅程後，懷孕的瑪麗亞在異鄉生下耶穌。看著他們的際遇，再去看那些被關在附近拘留中心的非法移民的處境，我內心受到極大的震撼。

幫我切除闌尾的那位外科醫師說旅行沒有問題，我便飛去佛羅里達州和我的大家庭團聚，準備一起度過老早就約好的聖誕假期。我已經想好要在海灘上好好休養，結果卻事與願違。十二月二十三日早上，我的四肢開始發麻刺痛，住進了佛羅里達州的醫院，沒有接受任何診斷，第二天就出院了。聖誕節那天我又開始不舒服，二十六日和二十七日狀況變得更糟，開始產生輕微的幻覺，把陌生人看成自己認識的人，而且每個路過的人都長得像我的兄弟。十二月二十八日晚上，瑪西想辦法帶我跟孩子飛回康乃狄克州。那真是趟難熬的旅途。

十二月二十九日，我在紐哈芬醫院急診室那間用黃色布簾圍出的小空間待了十七個小時，做了肝臟手術，然後才被送進病房，在那裡度過了二〇一九年的最後一天和二〇二〇年的第一天。我心中滿腔怒火，思索著自己經歷的這一切。跟我住同一間房的病患，是一位飽受各種病痛折磨的中國男子。我住進來的時候，他只會說兩個英文單詞，等我離開的時候，他最多也只會說四個單詞，醫生和護理師必須透過翻譯或是家人的協助才能和他交流。他們不斷地來來回回，大量的個人和醫療訊息必須重複說好幾次，清楚緩慢地傳達給彼此。

後來我慢慢知道，這位鄰居其實比我大十四歲，是一名餐館服務生，會說廣東話但不會說中文，而且過去五十年來菸酒不離身，現在正在戒菸和戒酒。他既友善又親切，他的一些舉動讓我更加欣賞他。他看到我在散步，後來也開始起來散步。每當我們在走廊上碰到，他總是微笑著跟我打招呼。他看電視的時候會戴上耳機，盡量不打擾我睡覺。

這位病房室友是在元旦那天住進來的，他剛從中國回來不久，那一天剛好也是中國當局正式通報有新冠肺炎的隔天。很快地，我莫名其妙地出現呼吸問題，無法深呼吸，說話也變得很吃力，朋友和家人都很擔心，因為我跟他們講電話不到幾分鐘就會很疲倦、聲音沙啞。經過檢查，發現我兩邊的肺都有部分衰竭。當時，醫生研判我的右肺是被發炎的肝臟壓迫，然而掃描結果卻顯示我的左肺比右肺萎縮得更嚴重。

我的室友之前也有跟我一樣的呼吸問題，後來症狀有好轉，他是因為其他原因才住進醫院。跟他同住一間病房的我，忍不住觀察醫生都怎麼治療他，以及怎麼評估他的症狀。他的故事給了我許多啟發。從他的血液檢驗結果，可以找出幾種可能患病的原因。罪魁禍首很可能是他在中國吃的生魚片，上面有一種寄生蟲。確定他不是罹患癌症的那一刻，我開心極了，那是我住院以來第一次感到喜悅。我要出院的時候，請一位朋友幫我用中文寫一段祝福給他，他也寫了一封非常友善的訊息，然後用手機翻譯給我看：「也請你好好照顧自己。」

＊＊＊

這位中國室友的故事讓我學到，醫療藉由兩種方法獲得真相。一種是把治療的過程當作跟病患一起思考的過程，雙方共同關注一個故事，並且搞懂它。室友的醫師為了順利溝通費盡心力，反而得以更專注於他的故事，並且把故事細節記得更清楚。另一種是靠各種檢驗，醫療需要藉由檢驗來找資訊。這部分對我室友來說也相當重要。雖然醫生和護理師無法與他直接溝通，但他們知道該針對哪些症狀進行哪些檢驗，以及如何理解檢驗結果。在他們能掌握的臨床知識與可進行檢驗的範圍之內，他們可以確定他的症狀是出自什麼，或不是什麼。

二〇二〇年年初，我們的聯邦政府在這兩件事上都做得很失敗。他們不僅沒有合理地討論全球大流行的來龍去脈，也沒有對新的傳染病進行檢驗。今年一月，政府理應要在美國大規模檢驗新冠肺炎。這是必須要做的事，川普政府卻沒做，甚至解散了國家安全會議（National Security Council）和國土安全部（Department of Homeland Security）負責處理疫情的部門，也解散了國際開發署（Agency for International Development）負責預測疫情的一個特別部門。[1]美國公衛專家一個個從世界其他地方撤離。美國疾病管制與預防中心（Centers for Disease Control and Prevention）駐中國的最後一名官員，於二〇一九年七月被召回美國，正好是在疫情流行開始的前幾個月。❷

總統先是出手砍掉了公共衛生機構的預算，二〇二〇年年初又宣布，他打算再次削減預算。有人在年初不讓美國人獲得基本知識，這

---

❶ Laurie Garrett, "Trump Has Sabotaged America's Coronavirus Response," *Foreign Policy*, January 31, 2020; Oliver Milman, "Trump Administration Cut Pandemic Early Warning Program in September," *Guardian*, April 3, 2020; Gavin Tarney and Gregg Gonsalves, "Donald Trump: A Political Determinant of Covid-19," *British Medical Journal*, April 24, 2020; David Quammen, "Why Weren't We Ready for the Coronavirus?" *New Yorker*, May 4, 2020.

❷ Jimmy Kolker, "The U.S. Government Was Not Adequately Prepared for Coronavirus at Home or Abroad," *American Diplomat*, May 2020.

些知識原本可以幫助人民自己做決定，或是迫使政府採取行動。二月一日，美國公衛總監在推特發文：「玫瑰是紅的／紫羅蘭是藍的／#新冠肺炎的風險很低／但流感的風險很高。」❸他根本不知道自己在說什麼，而這正是因為我們沒有進行檢驗。

二〇二〇年一月及二月，新冠肺炎悄然在全國傳播開來。❹在這關鍵的兩個月，傳染的數學模型已經顯示需要緊急應變。當時如果早早開始做篩檢和疫調追蹤，可能多少可以控制住疫情。結果川普先生都在自吹自擂，無視別人給他的警告。❺一月二十四日，他稱讚中國應對新冠肺炎的表現有佳：「中國一直非常努力地控制新冠肺炎疫情。美國非常感謝他們所做的努力及透明化。一切都將好起來的，我特別代表美國人民感謝中國國家主席習近平！」❻二月七日，他又再

次稱讚中國：「在習主席的強力領導之下，中國實行了嚴格的紀律，這將會是非常成功的行動。」❼

---

❸ 亞當斯（Jerome Adams）的推特發文，二〇二〇年二月一日。

❹ Erin Allday and Matt Kawahara, "First Known U.S. Coronavirus Death Occurred on Feb. 6 in Santa Clara County," *San Francisco Chronicle*, April 22, 2020; Benedict Carey and James Glanz, "Hidden Out- breaks Spread Through U.S. Cities Far Earlier Than Americans Knew, Estimates Say," *New York Times*, April 23, 2020; Maanvi Singh, "Tracing 'Patient Zero': Why America's First Coronavirus Death May Forever Go Unmarked," *Guardian*, May 26, 2020.

❺ Frank Harrington, "The Spies Who Predicted COVID-19," *Project Syndicate*, April 16, 2020.

❻ 川普的推特發文，二〇二〇年一月二十四日。

❼ 川普的推特發文，二〇二〇年二月七日。

今年二月，感染病毒的美國人下了郵輪，與數百名尚未感染病毒的人搭乘同一班飛機飛回美國。[8]這些人在路途中被感染，然後再將病毒散布到全國各地。聯邦政府毋庸置疑的草率態度更加重了疫情。二月快結束時，川普甚至說會有「奇蹟」來拯救我們：「疫情將會消失，有一天它會奇蹟般消失得無影無蹤。」[9]

美國商務部部長預測，這個病毒會為美國帶來就業機會，他的部門安排美國製造商向中國出售醫療口罩。[10]然而現實狀況是，數百萬計的美國人失業，失業率攀升到自經濟大蕭條以來的最高峰，而口罩短缺的問題也讓美國人失去生命。[11]二月二十四日，川普堅稱新冠肺炎疫情在控制之中。[12]事實才不是這樣。三月初，他說任何想要做篩檢的人都可以去做。這也是個謊言。今年二月底，美國只有三百五十二個人做過篩檢，大約是我家附近一間高中畢業班學生的人數而已。[13]同一時間韓國已有七萬五千人接受篩檢了。

---

8. Motoko Rich and Edward Wong, “They Escaped an Infected Ship, but the Flight Home Was No Haven,” *New York Times*, February 17, 2020.
9. Maegan Vazquez and Caroline Kelly, “Trump Says Coronavirus Will ‘Disappear’ Eventually,” CNN, February 27, 2020.
10. Juliet Eilperin et al., “U.S. Manufacturers Sent Millions of Dollars of Face Masks, Other Equipment to China Early This Year,” *Washington Post*, April 18, 2020。另參 Aaron Davis, “In the Early Days of the Pandemic, the U.S. Government Turned Down an Offer to Manufacture Millions of N95 Masks in America,” *Washington Post*, May 10, 2020。
11. Lauren Aratani, “US job losses pass 40m as coronavirus crisis sees claims rise 2.1m in a week,” *Guardian*, May 28, 2020.
12. 川普的推特發文，二〇二〇年二月二十四日。
13. Eric Topol, “US Betrays Healthcare Workers in Coronavirus Disaster,” Medscape, March 30, 2020; Timothy Egan, “The World Is Taking Pity on Us,” *New York Times*, May 8, 2020.

二〇二〇年年初，整整兩個月的時間，都虛擲在昏聵和誑語之中。到了四月底，韓國每天新增病例少於十人，美國則是超過兩萬五千人。四月底那時，我正在康乃狄克州療養。南韓人口五千兩百萬，康乃狄克州人口只有不到一百萬，死亡人數卻是南韓的兩倍。到了五月底，紐哈芬的死亡人數已經是南韓的三倍。這不意外啊。因為事實上，美國死亡人數最高的七個郡，已經超越了新冠肺炎死亡人數排名前二十的國家。[14]

壓迫別人的人總是在抵制真相，因為真相可以使人自由。暴君會在發生任何災難時，利用所有我們想聽的話編出藉口為自己開脫，把罪全怪給他人。而且當災難是他自己引發的時候，更愛這麼做。二〇二〇年年初，什麼是人們最想聽到的話？當然就是「美國沒有新冠肺炎」。但這是在自欺欺人。歷史對英國首相張伯倫可不仁慈，他一九三八年告訴英國人民的話，是他們想聽的：「我們不需要戰爭。」相較之下邱吉爾的歷史評價則好多了，因為他告訴英國人他們最需要聽到的話：「我們必須阻止希特勒。」

我臥病之前，一直在唸《魔戒》給兒子女兒聽。在這本托爾金的傳奇小說中，巫師甘道夫是一個高尚的人，他總是在說人們不想聽的

⓮根據約翰．霍普金斯大學（Johns Hopkins University）新冠病毒研究中心（Coronavirus Research Center）的資料，網址：coronavirus.jhu.edu/us-map，搜尋時間：二〇二〇年三月二十七日。

真相。他擁有巨大的力量，但也無法光靠自己拯救世界。他努力地說服其他人組成同盟，一起對抗威脅，卻一次又一次地被不那麼聰明的人忽視，甚至因為傳播壞消息而被鄙視。無論是在這個故事，還是在現實世界，人們總是在逃避問題：我們哪知道會這樣，而且就算知道了又能怎麼辦？這是人類習慣的模式，但它不會讓我們變得自由。甘道夫最後直言，沒有知識，就永遠無法自由。如果人們不去承認威脅的存在並做好準備，就會失去生命和自由。不去面對真相，就等著被壓迫。當你不想認真了解疾病，就是把自己的健康交給政客管，他們會用大規模死亡伴隨而來的情緒操控你。[15]

調查真相需要努力。而且真相往往跟我們以為的、想要相信的，或一不小心就會誤信的版本不一樣。如果能夠不讓情緒影響自己如何理解周圍世界，我們接收到的就會更接近事實。真相不會從天上掉下來，但那些高高在上的聯邦政府高層卻不願意為此付出努力。要承認問題存在，並且安排篩檢跟疫調，很可能只需要一點努力和一點勇氣。但我們什麼也沒有，十五萬美國人就這樣白白地死去。

＊＊＊

⓯ 歷史學家哈拉瑞（Yuval Harari）曾提過類似的說法，參“The World After Coronavirus,” *Financial Times*, March 20, 2020.；霍布斯（Thomas Hobbes）則說過：「如果沒有科學，你就對事情的起源、做法跟極限一無所知，只能靠著別人的建議和權威來決定事情。」Thomas Hobbes, *Leviathan*, ed. J.C.A. Gaskin, Oxford: Oxford University Press, 2008 [1651], 69。

檢驗傳染病是為了更了解微生物，以及更了解我們的身體。我們一次檢驗一個人，每多做一次檢驗，就會多了解世界的真實面貌一點。檢驗是為了了解我們自身，也為了了解整個世界，而且這個知識是可以共享的，也就是說，負責檢驗的人知道的事，我們也會知道。如果我們在二〇二〇年年初就對美國人進行檢驗，就能讓全國人民知道疫情的真相，如此一來，醫師和其他人也會知道該怎麼辦。

川普先生宣稱自己了解世界的奧祕，向美國人許諾奇蹟會出現，然後到處兜售民間祕方。他毫無根據地提倡使用奎寧；但是奎寧跟病人死亡率變高有關，[16]似乎已經使一些使用它的老兵喪命。某位聯邦政府官員針對納稅人的錢如何分配提出挺合理的質疑，後來卻被解雇了。[17]另一位通報政府設備有短缺的人也被解雇了。[18]暴政就是這樣運作的：劣幣驅逐良幣，當阿諛奉承的人變多，說真話的人就被排擠在外。接著川普又大聲嚷嚷，美國人是不是應該給自己注射消毒劑。[19]

---

[16] Joseph Magagnoli, et al., “Outcomes of Hydroxychloroquine Usage in United States Veterans Hospitalized with Covid-19,” medRxiv, April 16, 2020; Mayla Gabriela Silva Borba, et al., “Effect of High vs. Low Doses of Chloroquine Diphosphate as Adjunctive Therapy for Patients Hospitalized with Severe Acute Respiratory Syndrome Coronavirus 2 (SARS-CoV-2) Infection,” *JAMA Network Open*, April 24, 2020; Toluse Olorunnipa, Ariana Eunjung Cha, and Laurie McGinley, “Drug Promoted by Trump as ‘Game-Changer’ Increasingly Linked to Deaths,” *Washington Post*, May 16, 2020.

[17] Michael D. Shearand Maggie Haberman, “Health Dept. Official Says Doubts on Hydroxychloroquine Led to His Ouster,” *New York Times*, April 22, 2020; Joan E. Greve, “Ousted U.S. Government Scientist Files Whistleblower Complaint Over Covid-19 Concerns, *Guardian*, May 5, 2020.

[18] Peter Baker, “Trump Moves to Replace Watchdog Who Identified Critical Medical Shortages,” *New York Times*, May 1, 2020.

我們之所以不做新冠肺炎檢驗，原因其實已經存在幾千年了，至少可以追溯到柏拉圖時期。[20]沒有人喜歡聽壞消息；一個不受控制的統治者身邊都是應聲蟲，他們從來不說他應該聽的話；統治者於是把自己可能真的相信的那套虛構故事，投射到其他人身上。結果導致更多痛苦和死亡，出現更多壞消息，掉入惡性循環。如果川普跟大家說他的首要任務是減少美國人的感染數量，那麼取悅暴君最簡單的方法就是不去統計數量。川普在三月六日表示，他認為那些受感染的美國人最好一直留在郵輪上，因為「如此一來那個數字才合理，那艘船不是我們的問題，我不需要為此承擔感染人數暴增的後果。」[21]那兩個月有無數的人平白犧牲生命，川普依然無動於衷，他說：「做那些篩檢，只會讓我們自己看起來很糟。」[22]

這種令人不可思議的想法，其實是專制、自欺欺人且不負責任的。柏拉圖也會這麼認為這是一種專制。因為人們看到的是這個暴君有多麼自戀，只在意自己的形象（「那個數字」），而不在乎其他人在現實中的狀況，這場疫情害死的美國人實際上可能比過去幾百年來

---

⑲ David Smith, "Coronavirus: Medical Experts Denounce Trump's Latest 'Dangerous' Treatment Suggestion," *Guardian*, April 24, 2020.

⑳ 愛德華・盧卡斯（Edward Lucas）的調查報告證實了這一點：社會學家日娜・土費琪（Zeynep Tufekci）對中國早期的反應也持相同觀點。

㉑ Gabriella Borter and Steve Gorman, "Coronavirus Found on Cruise Ship as More U.S. States Report Cases," Reuters, March 6, 2020.

㉒ "Remarks by President Trump and Vice President Pence at a Meeting with Governor Reynolds of Iowa," WhiteHouse.gov, May 6, 2020.

的任何時候還要多。這是一種自欺欺人，因為它讓人以為不用應對，只要轉移焦點就可以了，以為沒有檢測就是沒有感染。川普拒絕施行篩檢，並不表示我們很健康，而只是顯示我們很無知。這實在很不負責任，讓川普和我們的政府有藉口不去為美國人民的生命負責。在川普否認自己有任何「過錯」的同時，疫情在國內延燒開來，沒有人去研究也沒辦法治療。川普把焦點放在來自國外的「過錯」，並不認為國內有誰要被究責。當沒有人需要承擔責任的時候，自然就沒有人必須做任何事。

歷史學家都知道，在我們了解疾病之前，通常會先把罪怪在別人身上，而且通常是那些我們平常就沒有善待的人。十四世紀，基督徒以黑死病為由，殺害了他們的猶太人債主。十五和十六世紀，歐洲水手把一些新疾病傳到新大陸，然後又從那裡帶了新疾病回家。梅毒最初是在西班牙水手身上發現的，所以英國人一開始就稱它為「西班牙病」，後來，義大利人跟莎士比亞稱它為「法國病」；後來又變成波蘭人口中的「德國病」或「美國病」；俄羅斯人稱之為「波蘭病」；在鄂圖曼帝國，它的名字則叫「基督徒」。

等到大家搞清楚傳染機制之後，一些人曲解了科學的原意，把某個群體跟病毒或細菌連在一起；或是聲稱藏在暗處的敵人在搞生化武器。美國種族主義者把黑人講成細菌的帶原者；[23] 納粹將性病、斑疹

---

[23] Khalil Gibran Muhammad, *The Condemnation of Blackness* (Cam- bridge, Mass.: Harvard University Press, 2019)，特別是第一章。

傷寒、肺結核歸咎給猶太人。史達林主義者怪美國人帶來瘟疫，俄國人後來也把愛滋病怪在美國身上。早在二〇二〇年一月，俄羅斯就聲稱新冠肺炎是一種美國生化武器，[24]很快地中國也開始這麼主張，[25]而一些美國政界人士則指責一間中國生化武器實驗室。共和黨發現川普對新冠肺炎的政策是場災難，因此打算在二〇二〇秋季的競選計畫中，把一切都歸咎於中國。[26]

事實上，無論傳染病從哪裡開始，所有人都一樣可能身受其害，也因此我們對彼此都有一份責任。當我們把疾病視為外來者，就會看不清楚這個基本事實。當我們把另一群人視作替罪羔羊，會讓我們的思想更往威權主義靠攏。某位暴君說因為我們沒有做錯事而且很優秀，所以不會染疫，我們就相信了他；等到我們生病時，就會因此認定自己被別人傷害了，因為我們既優秀又沒有做錯事，不可能突然自己生病啊。暴君讓我們以為自己有免疫力和優越性，然後試圖從我們的痛苦和憤恨不平中累積權力。川普宣布關閉邊界時，提及了「看不見的敵人」，還把新冠病毒稱為「中國病毒」，他就是在混淆視聽、製造傷害。

㉔ 俄羅斯的大外宣，參“Disinformation That Can Kill: Coronavirus-Related Narratives of Kremlin Propaganda,” Euro-maidan Press, April 16, 2020；另參歐盟網路分析平臺「歐盟對抗不實訊息」（EU vs. Disinfo），網址：euvsdisinfo.eu。

㉕ Rikard Jozwiak, “EU Monitors See Coordinated COVID-19 Disinformation Effort by Iran, Russia, China,” *RFE/RL*, April 22, 2020; Julian E. Barnes, Matthew Rosenberg, and Edward Wong, “As Virus Spreads, China and Russia See Openings for Disinformation,” *New York Times*, March 28, 2020.

㉖ Alex Isenstadt, “GOP Memo Urges anti-China Assault Over Coronavirus,” *Politico*, April 24, 2020.

中國確實該為抗疫不力負責。[27]然而在中國犯錯之後，美國政策有很長一段時間還一直在重蹈覆轍，這只能怪美國人自己了。

＊＊＊

傑佛遜、富蘭克林和其他一起建立美國的人都參與了啟蒙運動，這個十八世紀的思潮認為，我們可以透過研究自然來了解人類世界。啟蒙運動秉持的信念就是「敢於求知」。一群十九世紀的男男女女遵循著這句箴言，他們是一群勇敢的人，推翻了民俗療法，並闡明了傳染的原理。[28]他們的創舉催生了公共衛生以及強制疫苗接種，這兩項重大發展是二十世紀人類得以延壽的主因之一。

令人遺憾的是，不是所有人都承襲啟蒙的精神。我們需要勇氣去面對所有人都可能被感染的事實，以及認知到我們都應該做檢驗。川普缺乏這樣的勇氣，我們之中也有太多人聽信了他的話。如果我們知道現實的真相（例如感染人數、地區和感染者的身分），可以幫助我們應對殘酷的事實（例如感染人數會呈指數上升）。如果我們不接受自己也是大自然的一部分，[29]將無法決定自己的生活，甚至無法生

---

[27] "China Didn't Warn Public of Likely Pandemic for 6 Key Days," *Associated Press*, April 15, 2020.

[28] 十九世紀早期，英國開始接種天花疫苗，這要歸功於愛德華・詹納（Edward Jenner）醫生的發明。另一種預防醫療叫「人痘接種」（variolation），就是將天花膿瘡的抽取物，轉移到另一健康者身上，使其感染後產生免疫抗體。最早施行這個方法的是中國、印度及鄂圖曼帝國。目前天花已因疫苗注射而絕跡。

[29] 我在我的書《黑土》中關於氣候變遷的部分也有提出類似的論述。

存。沒有做檢驗的人更容易死亡，也更容易將疾病傳播出去，從而導致其他人跟著喪命。州長和市長正是因為不了解選民的真實情況，才錯失了下決定的良機。

一旦我們的無知和死亡可以為政客所用，他們的下一步動作就是說大話和指責他人。那些提出真正問題的記者和起身行動拯救生命的地方領袖會被冷落，因為他們的存在會讓人看出威權政府其實很懦弱。像川普那樣的政客因為自己的作為而造成大規模死亡，他們會推說這是沒辦法的事，是敵人的問題，不是他們的錯，然後再用利於自己的方式來消費奄奄一息的人。我們的死亡以及對死亡的恐懼，皆變成了政治籌碼。暴君不會讓每個人都享有醫療照護，而是冷眼看著人們死去，然後試圖利用倖存者的不安情緒讓自己繼續掌權。[30] 在美國，非裔美國人是最先死或是最快死的族群，他們通常不會投票給川普。

暴君藉這個機會讓所有人知道，他有權力決定人民的生死。川普表達得很清楚，他將根據州長對他的忠誠度，來分配納稅人的錢所購買的資源。聯邦政府把自己搞出來的爛攤子丟在一旁不管，卻要各州為了爭奪醫療資源而自相殘殺。這種不必要的競爭抬高了醫療設備和安全護具的價格，讓疫情雪上加霜。試圖拯救生命的州長被視為不忠

---

30 東尼・賈德（Tony Judt）曾與我一起談論關於恐懼的政治，請見《想想20世紀》（*Thinking the Twentieth Century*, New York: Penguin, 2012）（譯按：中譯本由左岸文化出版，二〇一九年）。

誠的人；非裔美國人以災難性的速度不斷死去。[31]

美國司法部要求有權不經審判就拘留任何美國人；[32]與此同時，之前一名與總統關係密切的人士儘管早已認罪，司法部卻又撤回了指控。趁著疫情嚴重之際，川普解僱了多位聯邦政府監察長，讓美國法治備受質疑，讓腐敗進入公共生活的核心。[33]二〇二〇年四月，威斯康辛州曾以疫情為由阻礙投票。在州政府和聯邦政府的決議之下，一場原來可能延後的選舉，被迫在絕大多數城市的投票所都關閉的情況下繼續進行。這讓後續的選舉都蒙上了陰影。川普說，如果投票變得太容易，「這個國家可能再也不會有共和黨人當選了。」[34]他公開抨擊通訊投票，但他自己也用通訊投票。四月時，川普曾鼓勵美國人用暴力推翻（「解放」）他們的州政府。[35]五月時，染上新冠肺炎並在

31 聖路易斯市頭十二名死亡病例都是黑人。一名黑人護理師在被自己的醫院拒收四次之後過世。在底特律、芝加哥、路易斯安那州的首批死者中，非裔美國人分別占四〇%、六七%、七〇%。參見 Ishene Robinson, "Black Woman Dies from Coronavirus After Being Turned Away 4 Times from Hospital She Worked at for Decades," *Root*, April 26, 2020; Fredrick Echols, "We Must All Work Together Like Never Before," *St. Louis American*, April 8, 2020; Khushbu Shah, "How Racism and Poverty Made Detroit a New Coronavirus Hot Spot," Vox, April 10, 2020。另可參見 Sabrina Strings, "It's Not Obesity. It's Slavery," *New York Times*, May 25, 2020; Rashad Robinson, "The Racism That's Pervaded the U.S. Health System for Years Is Even Deadlier Now," *Guardian*, May 5, 2020。

32 Betsy Woodruff Swan,"DOJ Seeks New Emergency Powers Amid Coronavirus Pandemic," *Politico*, March 21, 2020.

33 Julian Borger, "Watch- dog Was Investigating Pompeo for Arms Deal and Staff Misuse Before Firing," *Guardian*, May 18, 2020; Veronica Stracqualursi, "Who Trump Has Removed from the Inspector General Role," CNN, May 16, 2020.

34 Donald Trump, *Fox and Friends*, March 30, 2020。關於外國干預民主選舉的詳細歷史，可以看David Shimer, *Rigged* (New York: Knopf, 2020)。

35 川普的推特發文，二〇二〇年四月十七日。

疫情期間失業的非裔美國人佛洛伊德（George Floyd），被明尼亞波利斯（Minneapolis）的一名警察殺害。這個事件隨後引發了示威抗議，而川普這個暴君竟威脅要以軍武鎮壓。

從我們的公共衛生危機可以看出民主已經衰敗到什麼程度。在川普執政時期，我們沿著威權主義的道路加速前進，不僅威脅到我們的自由，也威脅到生命。一個遵循法治且新聞媒體強大的民主國家，在應對疫情流行上會比專制政權來得好。[36]同時擁有言論和投票自由，讓公民可以對統治者的表現發表意見，並換掉那些在攸關性命的議題上撒謊的人。一旦民主受到限制，公民就死了。我們民主的問題之一是，政治中有大量不受監理的資金。這意味著，在危機時刻處理攸關性命的問題時，私募股權公司比病人和醫生有更大的發言權。[37]

無論哪個地方的威權統治者都會隱瞞疫情的真實嚴重性，聲稱自己的國家不受影響，懲罰那些說出真相的記者，並且利用他們製造出來的危機鞏固自己的權力。[38]川普的行為完全走威權主義的公式：他否認現實，聲稱有神奇的免疫力，他騷擾記者，拿自己製造的問題來

---

[36] 諾貝爾獎得主、經濟學家阿馬蒂亞・森（Amartya Sen）從對饑荒的研究得出這個結論。關於疾病方面，參見 Thomas Bollyky et al., "The Relationships Between Democratic Experience, Adult Health, and Cause-Specific Mortality in 170 Countries Between 1980 and 2016," *Lancet*, April 20, 2019，另參 "Diseases Like Covid 19 Are Deadlier in Non-Democracies," *Economist*, February 18, 2020。

[37] Shefali Luthra, "Trump Wrongly Said Insurance Companies Will Waive Cyso-fpoar Coronavirus Treatments," Politifact, March 12, 2020; Carol D. Leonnig, "Private Equity Angles for a Piece of Stimulus Windfall," *Washington Post*, April 6, 2020.

考驗身邊人的忠誠度，把恐懼培養成一種政治資源。威權政府會放任不計其數的人民死去，絕不承認自己國家的死亡人數很多。[39]

美國新冠肺炎的死亡人數居全世界之冠，而且必然發生的問題被嚴重低估，可以看出威權政府是如何漠視生命、抗拒事實。我們都很清楚，美國官方的死亡人數實在低得不合理，因為許多人是在幾乎沒有篩檢的情況下死去；全國各地不斷有人未做篩檢就在家中或在醫院過世；很少人會去統計療養院的病例人數或死亡人數；[40]佛羅里達州甚至不讓人知道死亡人數的資料；[41]許多地方每個月額外出現了大量無法解釋的死亡案例。[42]

搞到最後，威權政府根本就不想阻止疫情了，他們正好可以趁機

❸❽ Réka Kinga Papp, “Orbán’s Political Product,” *Eurozine*, April 3, 2020; Andrew Kramer, “Russian Doctor Detained After Challenging Virus Figures,” *New York Times*, April 3, 2020; Andrew Kramer, “‘The Fields Heal Everyone’: Pvioestt-LSoeaders’ Coronavirus Denial,” *New York Times*, April 2, 2020; “Philippines: President Duterte Gives ‘Shoot to Kill’ Order Amid Pandemic Response,” Amnesty International, April 2, 2020; “In Turkmenistan, Whatever You Do, Don’t Mention the Coronavirus,”*RFE/RL*, March 31, 2020.

❸❾ 中國的數字看起來並不可信。俄羅斯似乎也在壓低死亡人數。“MID RF prizval FT i NYT,” *RFE/RL*, May 14, 2020; Matthew Luxmoore, “Survey: 1 in 3 Russian Doctors Told to ‘Adjust’ COVID-19 Stats,” *RFE/RL*, May 22, 2020; Anna abuszewska, “Defilada zwycięstwa nad koronawirusem i czeczeński pacjent,” *Tygodnik Powszecnhy*, May 23, 2020。另參見 Manas Kaiyrtayuly, “Kazakh COVID-19 Cemetery Has More Graves Than Reported Coronavirus Victims,” *RFE/RL*, May 25, 2020.

❹⓿ ‘It’s horrific’: Coronavirus Kills Nearly 70 at Massachusetts Veterans’ Home,” *Guardian*, April 28, 2020; Candice Choi and Jim Mustian, “Feds under pressure to publicly track nursing home outbreaks,” Associated Press, April 15, 2020.

❹❶ Kathleen McGrory and Rebecca Woolington, “Florida Medical Examiners Were Releasing Coronavirus Death Data. The State Made Them Stop,” *Tampa Bay Times*, April 29, 2020.

利用恐懼操弄民眾，完全不用管自己害死了多少共和黨人，也不用擔心有多少民主黨人還會去投票。公共衛生需要民主，但在像我們這樣民主薄弱的國家，一場公共衛生危機可以用來摧毀民主。在疫情全球大流行之際，投票變得更加困難。群眾上街抗議種族主義，川普竟高喊要用暴力鎮壓和控制。如果二〇二〇年十一月的投票人數減少，這不會只是民主的危機，也是公共衛生的危機。隱瞞疫情是通向威權統治的大門，未來的「病」會更嚴重，謊言也會扯得更大。

***

我們需要真相來解放我們，網際網絡有辦法做到嗎？大家一直說大數據可以幫助我們做出更合理的政治決策，然而二〇二〇年一月及二月的時候，矽谷並沒有幫到美國人。照理來說，在那個時候快速處理資料可以拯救生命和經濟。但現實並非如此，大數據跟人類發展所需的知識是兩回事。像生命、健康和自由這類的價值，對機器來說一點都不重要。[43]無論電腦運算能力有多驚人，幾乎無法帶給我們什麼。[44]

---

[42] Maggie Koerth, "The Uncounted Dead," FiveThirtyEight, May 20, 2020.

[43] 相關的重要討論，請參 Shoshana Zuboff, *The Age of Surveillance Capitalism* (London: Profile Books, 2019); Franklin Foer, *World Without Mind* (New York: Penguin, 2017)；以及Naomi Klein, "How Big Tech Plans to Profit from the Pandemic," *Guardian*, May 10, 2020。

[44] 除了追求獲利之外，大數據當然可以應用在其他方面，但在健康方面的應用才剛開始，還需要更多努力。比較持平的觀點可參見 Adrian Cho, "Artificial Intelligence Systems Aim to Sniff Out Signs of COVID-19 Outbreaks," *Science*, May 12, 2020。

那些資訊公司的老闆很清楚傳染的數學模型，早早就讓自己的員工回家工作。他們決定這麼做的那一天，是否也有建議其他人做一樣的事呢？你的資料來源有提醒你要洗手，以及清潔你的手機嗎？並沒有，因為做這些事會中斷你繼續滑手機。社群媒體公司的商業模式，就是要讓你一直盯著螢幕看，雙手放在觸控螢幕上，好讓他們可以為廣告客戶追蹤使用者的情緒。當人一動也不動時，是最容易被追蹤的時候。網際網絡時代是肥胖症的時代，三分之一的美國人有肥胖問題，肥胖的美國人更容易死於新冠肺炎。[45]

「數據」（data）這個詞的意思已經改變，現在它指的是那些我們不知道的事。社群媒體公司了解你，但你卻不了解他們——你不知道他們知道你什麼，也不知道他們是怎麼知道的，或是他們打算用來做什麼。大數據大致上是讓商人知道如何操縱你的思想來獲取利潤，而不是讓你知道如何在世界各地生活得更順利。它揭露的是我們對特定事物的渴望和恐懼，而非我們共同的需求。[46]

這也是為何二〇二〇年年初，大數據並沒有告訴我們應該要爭取什麼：例如我們需要數千萬份的篩檢試劑，以及大量的防護設備和呼

---

[45] Shikha Garg, et al., "Hospitalization Rates and Characteristics of Patients Hospitalized with Laboratory-Confirmed Coronavirus Disease 2019—COVID-NET, 14 States, March 1–30, 2020," *CDC Morbidity and Mortality Weekly Report*, April 17, 2020; Bertrand Cariou et al., "Phenotypic Characteristics and Prognosis of Inpatients with COVID-19 and Diabetes: The CORONADO Study,"*Diabetologia*, May 7, 2020.

[46] Safiya Umoja Noble, *Algorithms of Oppression* (New York, NYU Press, 2018); Virginia Eubanks, *Automating Inequality* (New York: St. Martin's, 2017).

吸器。大數據確實擅長弄清楚哪些人想要囤積哪些東西，然後為他們穿針引線聯繫中國的供應商。但是在新冠肺炎爆發危及生命時，大數據並不能看出一個人是否受感染。唯有仰賴人力幫人民做檢驗，我們才能獲得需要的知識，而且是一次檢驗一個人。[47]這個任務機器是辦不到的。只有當我們相信科學，願意共同付出努力，才能獲得真相。

一直賴在社交平臺上並沒有辦法讓你變得更健康，因為要變得健康，你必須關掉電腦、勤洗手，並且做運動。一直賴在社交平臺上也無法讓你變得自由，因為它們的目的就是要讓你上癮。[48]社交平臺無法促使人們了解真相，因為說出真相需要勇氣——這是希臘悲劇大師歐里庇得斯（Euripides）早在兩千五百年前就明白的事。[49]我們在乎的言論自由，並不是任由機器無止盡地餵養垃圾滿足我們的劣根性，而是讓一個人可以說出一些別人不知道，或是政權想要隱藏起來的事。

***

---

47 我們的確可以用智慧型體溫計在大家不知道的情況下偷偷測量大量民眾的體溫，知道哪些城市有患者。但實作上是等到知道有發燒情況時，已經來不及了。參見 Edward Lucas, *Cyberphobia* (New York: Bloomsbury, 2015); Roger McNamee, *Zucked* (London: Penguin, 2019); Nicholas Carr, *The Shallows* (New York: Norton, 2011)。

48 我在以下文章討論了數位政治學的問題 "What Turing Told Us About the Digital Threat to a Human Future," New York Review Daily, May 6, 2019，後來又以德語擴寫成一本書 *Und wie elektrische Schafe träumen wir. Humanität, Sexualität, Digitalität* (Vienna: Passagen, 2020)。參見 Brett Frischmann and Evan Selinger, *Re-engineering Humanity* (Cambridge: Cambridge University Press, 2018); Jaron Lanier, *Ten Arguments for Deleting Your Social Media Accounts Right Now* (New York: Henry Holt, 2018); Martin Burckhardt, *Philosophie der Maschine* (Berlin: Matthes and Seitz, 2018)。

記者是我們這個時代的英雄，但也跟所有英雄一樣，他們的人數太少了。在民主國家，我們永遠需要的並不是那些看不見的大數據，而是一些我們看得見的微小事實：由當地人報導給當地人，並且帶來變革的地方新聞。而這就是二〇二〇年年初我們最迫切需要的東西。新冠肺炎之所以無聲無息地在美國蔓延，原因之一就是美國失去了過去理所當然的預警系統：那些在自己的社區發現新疾病的報導者。

跟醫療檢驗一樣，報導也是生產事實的一種方式。記者的目標是保持客觀，一方面深入了解某個事件，同時又讓情緒保持一定距離。一份地方報紙是一個共享的世界，我們獲得的知識是有公信力的。跟醫療檢驗一樣，報導說的是我們需要聽到的東西。當我們談論事情的時候，言論自由就變得有意義了。

二〇二〇年年初，記者們終於迫使那位心不甘情不願的總統面對新冠肺炎的現況，從而拯救了美國人的性命。然而要命的是，許多美國人將川普的惑眾妖言與記者查核事實之間的角力，當成只是在選邊站。新冠肺炎之所以看起來離我們很遙遠，是因為美國人對它所知甚少，甚至一無所知。人們並不知道病毒早已在他們的社區蔓延，不知道醫院正在跟突然出現的呼吸道疾病搏鬥，不知道療養院已經開始屍

㊾ 參見 Michel Foucault, “Discourse and Truth: The Problematization of Parrhesia”，一九八三年的講座，可以參考網站foucault.info。另可參Kieran Williams, *Václav Havel* (London: Reaktion Books, 2016); Marci Shore, “A Pre-History of Post-Truth, East and West,” *Eurozine*, September 1, 2017。

滿為患，而在白宮討論的似乎都是政治而不是健康，他們在爭論意識形態而不是流行病學。

新冠肺炎一開始應該會是地方新聞，但我們卻缺乏地方記者且無法充分報導。美國大多數的郡都已經沒有正規報紙了。先是大型媒體的市占率上升，再來是二〇〇七至二〇〇八年的金融海嘯摧毀了許多記者的生計。自那之後，崛起的社群媒體似乎取而代之。臉書和谷歌並不報導新聞，卻搶走了報紙原本賴以維生的廣告收入。[50]

當社群媒體扼殺了地方新聞，人們就會陷入不信任和無知。這不僅是因為人們看不見當地的事實，更是因為社群媒體以荒唐誇張的方式散播了許多疫情大流行的假新聞，報紙不可能會寫得那麼誇張。[51]

記者報導出事實和人們的正常生活，讓人們更願意彼此信任。但當地方新聞沒落，人們的注意力就轉向了全國性的新聞、各種意識形態、以及專門寫來害人的陰謀論。

這一切使得現在美國大部分地區成了新聞荒漠（news desert）。[52]這

---

[50] 相關討論請參Lee McIntyre, *Post-Truth* (Cambridge, Mass.: MIT Press, 2018), 80–118。

[51] Sheera Frenkel, Ben Decker, and Davey Alba, "How the 'Plandemic' Movie and Its Falsehoods Spread Widely Online," *New York Times*, May 20, 2020; Jane Lytvynenko, "The 'Plandemic' Video Has Exploded Online," Buzzfeed, May 7, 2020.

[52] 關於新聞荒漠這個議題可以參考阿伯納西（Penelope Muse Abernathy）的研究，網址：www.usnewsdeserts.com，也可參考 Margaret Sullivan, *Ghosting the News*, (New York: Columbia Global Reports, 2020)。

整片荒漠裡沒有我們日常生活需要的資訊，於是我們在應該要起身保護自己的健康和自由的關鍵時刻，陷入了困惑。最有名的例子就是環境汙染。地方記者一旦消失，就沒有人去檢查政客和企業之間是否有不正當關係。那些會汙染水和空氣的工程，只要做好公關就可以強渡關山。地方記者消失後，沒有人去追查當地人投訴的健康問題，也沒有人會去檢測水和空氣了。

肯塔基州路易斯維爾市（Louisville）的《信使報》（*Courier Journal*）曾讓人們關注露天採礦、俄亥俄州河川汙染、傾倒汙水汙泥和放射性廢物的問題，進而起身對抗。[53]但那個地方和該州的其他地方都不再有記者參與環保活動，這些違法行動也變得難以制衡。不再有人去報導持續發生的威脅，例如濫伐、開採山頂或廢棄礦坑的危險。

未來還是會有危險，未來還是會出現傷亡，報導的人卻沒了。

川普政府把新冠肺炎疫情當作不用理會汙染的藉口，無視於污染讓人們更容易死於新冠肺炎。[54]我們缺乏把這些後果報導出來的記者。

---

[53] Charles Bethea, "Shrinking Newspapers and the Costs of Environmental Reporting in Coal Country," *New Yorker*, March 26, 2019.

[54] Katelyn Burns, "The Trump Administration Wants to Use the Coronavirus Pandemic to Push for More Deregulation," Vox, April 21, 2020; Emily Holden, "Trump Dismantles Environmental Protections Under Cover of Coronavirus," *Guardian*, May 11, 2020; Emily Holden, "U.S. Lets Corporations Delay Paying Environmental Fines amid Pandemic," *Guardian*, May 27, 2020。非裔美國人新冠肺炎的死亡率非常高，汙染問題似乎是主因之一。參見Linda Villarosa, "'A Terrible Price': The Deadly Racial Disparities of Covid-19 in America," *New York Times*, April 29, 2020。

第二個例子是鴉片類藥物濫用危機。這個危機與地方新聞崩壞同時發生。早在鴉片類藥物登上頭條新聞的很久以前，在肯塔基州東部、賓州西部、西維吉尼亞州和俄亥俄州南部，當地人早就知道有某種不好的東西讓人沉迷其中。在主流媒體開始報導前的幾年，鴉片類藥物濫用跟癌症一樣，是人們不會在晚餐時提起的話題，因為同桌的某個人可能就有類似的問題。由於報導藥物服用過量的當地記者太少，十年之後才終於爆發了全國性的災難。

政府遲遲沒有給出解決鴉片類藥物問題的對策，現在又碰上新冠肺炎大流行，許多研究和治療變得更加困難。我們讓新的疫情爆發，使得前一個問題變得更嚴重。[55]

二〇二〇年新冠肺炎疫情爆發時，我們缺乏地方記者，下場就跟前面說的汙染和鴉片類藥物問題碰到的一樣。那些站出來揭發國家災難的人正在消失。我們永遠不知道是哪個社區最先爆發疫情。在疫情大流行期間，數百萬美國人依然聽信華府的暗示，因為當地沒有記者可以告訴他們，疾病其實已經感染了他們的鄰居。社群媒體取代了地方報紙，讓陰謀論大行其道。人們在餐桌上討論的話題是來自俄羅斯和中國的大外宣，而非現實發生的真實事件。

---

[55] William C. Becker and David A. Fiellin, "When Epidemics Collide: Coronavirus Disease 2019 (COVID-19) and the Opioid Crisis," *Annals of Internal Medicine*, April 2, 2020.

要有當地記者，才能告訴我們死者發生了什麼事；[56]我們也要靠當地記者寫出療養院裡發生的大規模死亡。當地記者找到了屍體被棄置的地方，記錄那些死去的護理師和醫師的名字，他們還揭發了州政府隱瞞死亡人數的資料。遺憾的是，還有更多像這樣的故事繼續默默無聞，因為我們沒有足夠的記者來報導。

＊＊＊

偉大的浪漫主義詩人亞當・密茨凱維奇（Adam Mickiewicz）在某一首詩的開頭這樣寫道：

立陶宛！我的祖國！你就像健康一樣，

只有失去的人才懂你真正的價值。

他說得沒錯，人只有在失去健康的時候才懂得珍惜。真相也跟健康一樣，只有在真相逝去的時候，我們才懷念不已。現在，我們可以看到許多重要的醫學知識和地方知識正在消失。

如果你沒了健康，如果你死了，到時候再渴望健康也不可得了。真相也是同樣道理。當我們失去了生產事實的人，我們可能就再也得不到真相。人要保持健康，需要靠知識，真相一旦死去，也會有人因

56 例如：“Remembering Vermonters Lost to the Coronavirus,” *Vermont Digger*. 鄉村的地方政府知道疫情正在大流行，但因為缺乏地方報紙，很難傳播健康資訊指南。

此死去。[57]人要知道真相，才能捍衛自己的權力，才能決定自己的生活。真相一旦死去，民主也會死去。所有美國人都不知道真相，下場就是超過十五萬人無謂地死於非命。現在我們必須去了解事情的真相，如此一來未來就不會再重蹈覆轍。

如果沒有健康，我們就無法自由，沒有知識，我們就無法健康。我們無法單靠自己的力量去獲得這些知識，需要整個社會都相信真相的價值，需要專門負責生產事實的專業人士，以及支持他們的健全機構。這是自由的悖論：沒有別人的幫助，我們就無法做自己；沒有與其他人一起建立的連結，我們就無法獨立成長。當所有人都看得見真實的世界，才能更理解為什麼要做某些事，讓我們無論是獨自一人還是與他人在一起時都生活得很好。在疫情大流行期間，我們之所以可以安心地獨處，是因為我們與我們希望能幸福活著的其他人連結在一起。地方記者能警告我們有危險，幫助我們看到前方的挑戰，保護我們遠離那些製造分裂的抽象意識形態，和對科技上癮的情緒。

在我寫這一章的時候，美國新冠肺炎的檢驗依然不足。為了未來的世界，我們需要制定政策，持續支持獨立的地方報導。要讓真相重現光明，並將之運用在促進健康方面，可以從應對疫情開始做起。

---

57 參見我的書 *Road to Unfreedom*，以及 Peter Pomerantsev, *Nothing Is True and Everything Is Possible* (New York: Public Affairs, 2015)；Anne Applebaum, *Twilight of Democracy* (London: Penguin, 2020)。以下三部作品值得一讀：George Orwell's "The Politics of the English Language" (1946), Hannah Arendt's "Truth and Politics" (1967), and Václav Havel's "The Power of the Powerless" (1978)。

我們其實在二〇〇九年時就應該要紓困地方報紙；二〇二〇年的時候更應該這麼做。社群媒體剝削新聞媒體的勞動成果，搶走了他們的生計，讓整個國家的心靈更匱乏、健康更糟糕，現在我們應該向這些社群媒體徵稅，來重振地方報紙。

要能追求真相，首先得不再逃避大規模死亡的事實。我們還需要提醒自己，什麼才會讓我們健康地生活。我們目前醫療商業化的系統，不太會教我們醫療保健的基礎知識。美國的傳統媒體過度集中，最終也造成了社群媒體的大亂局，它消費事實，卻不生產事實。同樣地，醫療商品化的過度集中也削弱了醫生的聲音，慢慢地把他們變為替醫院或醫藥公司老闆發聲的喉舌。人們愈來愈難從醫生那裡獲得知識，最後聽見的全都是能賣錢的資訊。

醫生有自己一套追求真相的方法，像是藉由科學檢驗，或是與病人對話。他們可以幫助我們重現真實的世界，但在那之前，我們得好好給他們應得的尊重。

| 第四課 |

醫療必須重新交給醫師

「社會的病，就藏在大官的鉅額薪酬和贊助之中。」

我當上了父親，我的父母也升格為祖父母，我因此思考更多關於自己童年時從父母身上學到的事。我母親口中那「朦朧」（blur）的一九七〇年代，父母陪伴我和兩個兄弟一起度過童年，這段重要的時光影響我後來數十年的每一天。我對此相當珍惜，會在他們生日的時候，跟他們一起回憶一些特別的片段。不過，我卻因為在佛羅里達州住院，錯過了母親最近一次的生日。

我在醫院待了兩天一夜，不僅錯過了母親的生日，還得在醫院過平安夜，整個人焦慮到無法入睡，手腳還刺痛發熱。白天，我做了無數次的檢查，但一直沒有醫生來跟我談檢查的結果。我只能望向窗外，徹夜不眠地盯著天空中的月亮看。我在日記裡畫下月亮，現在看起來那就像是小孩子畫的。當太陽從醫院後方升起，我依然盯著月亮看，試圖在它消失之前把它釘在我的視線裡。月亮縹緲不定、忽隱忽現，重複三次之後，終於消失得無影無蹤。

天光破曉，龐大的醫院複合大樓映入我眼簾，每一棟大樓都被漆上了應該要讓人愉快的明亮粉色，但屋頂卻是一層突兀平坦的黑色瀝青，上面堆滿垃圾。我看得見風在吹，它灌滿了屋頂上的塑膠袋，讓袋身不斷擺動。我想著塑膠袋，想著它們從哪裡來，裡面裝了什麼，之後又會在墨西哥灣的哪個地方勒死哪些野生動物。我垂下眼睛往樓下看，注意到一些身穿亮色衣服的人來來往往。我想必是住在醫院員工入口處的上方，因為進進出出的那些人幾乎每個人都穿著工作服。

在這麼多醫院員工之中，只有少數人是醫生。雖然我是從急診轉進來的，也做了檢查確認沒有罹患什麼致命疾病，但我很少見到醫師的身影。我剛進急診室時，在走廊上待了半天才看到一位醫師，她只花了三分鐘對我說，我患的病有可能致命。在進行腰椎穿刺的時候，我全程彎著腰，還有一根針扎在我的背部，如果這個也算是看醫生的話，那麼這是我看到的第二位醫生。放射科醫師雖然看了我的掃描圖，但我既沒有見到他們本人，也沒有看過他們的報告。我和一位駐院主治醫師（Hospitalist）談了五分鐘，和另一位談了四分鐘，還用Skype跟一位神經科醫師談了十五分鐘（但你不可能透過Skype檢查神經系統），前後加起來的看診時間並不多。這種狀況很常見，在美國醫院，病患幾乎不會專門交給某一位醫師負責，而且病患要跟任何有權威的人交談壓力也很大。

我們的醫療檢驗技術很好，溝通卻做得很差。當然，如果像德國和奧地利那樣，只會溝通卻不檢驗也會出大問題，那些地方的人甚至會斷然拒絕必要的檢查和藥物治療，尤其是抗生素。去年春天，兒子在維也納得了細菌性肺炎，我費了好大一番功夫才說服醫師為他做細菌感染檢測。兒子跟我一樣，不怎麼會抱怨，那位男醫師也不把小孩媽媽的話當一回事，原本重視溝通的系統完全失去意義。不過在確診後，兒子就一直住院住到病好為止，醫師和護理師很專心、認真地照護他，沒跟我們收費。兒子碰巧在九歲生日當天，住進了他出生的這間醫院，護理師和醫師因此特別費心照顧。

去年十二月我在慕尼黑生病的時候，也應該要多抱怨一點才對，而醫師則應該要更信任科技一點。如果德國醫師下令為我做電腦斷層掃描，他們可能就會看到一個腫漲的闌尾，然後就可以給我抗生素或開刀。如果當初如此發展，我將可以在醫院待更長時間，接受更適當的抗生素治療，並且觀察病情，也就不會碰到隨後一連串的美國醫療災難。不過現實是，我在美國醫院接受闌尾切除術之後，醫院沒有告知我有第二次感染的風險，我對自己的病情一無所知，結果又進了佛羅里達的醫院。

佛羅里達醫院的醫師人力非常不足，卻有大量穿著卡其布短褲、頭戴棒球帽的年長志工。他們總是精神抖擻，友善地跟人揮手，他們會開著白色高爾夫球車，迅速地將病患從這一棟粉色大樓載到另外一棟。他們也會到處巡病房，看看病患是否需要幫忙。結果搞得我在住院期間也跟著有禮貌又隨和起來。有一位志工問起我在醫院過得怎麼樣，我說，這裡一切都很好啊，但真要說哪一點不滿意的話，就是我幾乎看不到醫師，而不只患者，甚至連護理師或他們的助理也不知道醫師什麼時候會來查房，更不知道誰在值班。那位和藹的老先生竟然回我：「我說了你可別驚訝，但其實這種情況在這裡已經是見怪不怪了。」

＊＊＊

真正的問題並不是醫生不想接觸病人。在新冠肺炎全球大流行期間，我們就看到了許多醫師賣力地工作，冒著生命危險努力拯救他人的生命。❶真正的問題在於，醫師對他們周圍發生的事情幾乎沒有發言權，他們浪費大量時間跟精力在安撫高層。他們不再擁有病人期待和需要的權威。每一天，醫師都得在病人面前裝模作樣，表現自己很重要。如果病人發現醫師有多麼的奴，可能就不會來醫院看病，醫院能賺的錢就少了。美國的醫師成了廣告的道具，他們帶著訓練有素的微笑，只是為了讓我們看不出這些醫院在彼此競爭中已經變得漏洞百出。❷

然而，在疫情大流行時這一切原形畢露了，我們看到，醫師在社會和政治中的地位有多麼不重要。新冠肺炎成了某些特定人士的生財

---

❶ 參見Rivka Galchen, "The Longest Shift," *New Yorker*, April 27, 2020。

❷ Lovisa Gustafsson, Shanoor Seervai, and David Blumenthal, "The Role of Private Equity in Driving Up Health Care Prices," *Harvard Business Review*, October 29, 2019.

工具，例如追求私利的商業大樓房東，也為那些幫助川普競選總統的公司[3]和贊助競選的企業[4]敞開方便之門。美國最富裕的區域莫名其妙可以收到政府兩百萬美元的補助。[5]保險公司跟私募股權公司可以對政策提意見，但醫師和病人卻沒有置喙空間。[6]

二〇二〇年的經濟危機實際上是一場公共衛生危機，但我們並沒看到有醫生集結起來提出建言。在討論紓困計畫時，我們也很少看到醫師和護理師在電視上建議如何分配這筆錢。我們的聯邦政府花了兩億美元，卻不是購買檢驗試劑、口罩、防護衣和呼吸器這些我們真正需要的東西。三月初，川普政府鼓勵美國製造商向中國出口口罩，但美國自己卻沒有任何醫用N95口罩可用。[7]

這些事也影響了我，因為那段時間我正好在醫院做治療及檢查。做超音波檢查時，旁邊一位沒戴口罩的技術人員一直在咳嗽，聽得我心驚膽跳。如果是由醫生來主事的話，這種情況是不可能發生的，醫師甚至可能會把篩檢列為優先事項，疫情可能根本就不會大爆發。如

---

❸ Stephen Gandel and Graham Kates, "Phunware, a Data Firm for Trump Campaign, Got Millions in Coronavirus Small Business Help," CBS News, April 23, 2020

❹ Lee Fang, "Small Business Rescue Money Flowing to Major Trump Donors, Disclosures Show," *Intercept*, April 24, 2020.

❺ Aaron Leibovitz, "Approved for $2M Federal Loan, Fisher Island Now Asking Residents Whether to Accept It," *Miami Herald*, April 23, 2020.

❻ Pema Levy, "How Health Care Investors Are Helping Run Jared Kushner's Shadow Coronavirus Task Force," *Mother Jones*, April 21, 2020.

❼ Susan Glasser, "How Did the U.S. End Up with Nurses Wearing Garbage Bags?" *New Yorker*, April 9, 2020.

果醫師有決定權的話，他們不可能在沒有必要設備的情況下還嘗試對抗疫情。如果醫師有影響力的話，他們不可能在沒有足夠口罩的情形下，連續好幾個月日復一日地進出充滿傳染病的房間。

我的住所對街有一位有三個小孩的醫師，在當地醫院治療新冠肺炎患者，她私下用電子郵件詢問是否有人可以提供口罩：「醫院小一號（我的尺寸）的N95口罩已經用光了。」[8]口罩是一次性的用品，但即使在設備更好的醫院（包括她的醫院），醫師每週也只能得到一個。他們每天回家前會將口罩放在印有自己名字的棕色紙袋裡，第二天來上班時再去取回。當南韓的醫生包得像在演科幻電影時，美國的醫師卻像救世軍（Salvation Army）一樣，克難得要用無私的大愛來對抗病毒。

全國各地都一樣，在醫院工作的人暴露在病毒中的機會遠遠超過合理範圍。在缺乏檢驗與應有的個人護具之下，他們面臨巨大風險，無法事前評估也躲不掉危險。更糟的是，他們無法公開討論這些危險，因為私人醫院的擁有者在意的是醫院的招牌。醫療商品化的後果，就是醫生必須像個看板人物一樣面帶微笑出現在電視或醫院裡面播放的推銷影片中，而不是去好好地關心病人，甚至關心自己。為了不讓大家知道醫院醫療物資庫存不足，醫師和護理師竟然因為使用自備的防護裝備而被解雇。醫療商品化扼殺了言論自由。我們聽到批判

---

❽ Marci Shore, interviewed by Michaela Terenzani, “American Historian: Our Enormous Wealth Means Little Without a Public Health System,” *Slovak Spectator*, April 8, 2020.

聲音的機會少之又少，因為這些醫師和護理師的雇主對他們下了禁言令。[9]美國醫學學會理事長因此不得不出來呼籲，「醫生有維護病人最大利益的自由。」[10]

我重病期間，經常和當醫師的岳父談話。他自己開業，也在醫院看診和住診教學，他還是賓夕法尼亞州一家療養院的責任醫師。我岳父在療養院染疫，同機構的一名護理人員，連同另外十一位病人都病死了。岳母疑似因新冠肺炎引起血栓而中風，變得很衰弱。我們不是很確定，因為她沒法做篩檢，唯一可以確定的是，她已經不記得孫子孫女的名字了。

當俄亥俄州開始執行篩檢時，確診的人裡面有五分之一是醫護人員。[11]全國各地都有醫師死亡：比方一名受人愛戴的公立醫院醫師，他選擇冒險醫治新冠肺炎患者；[12]還有一名急診室醫師，他後來因為看到太多人死於新冠肺炎而自殺身亡。[13]護理師也和醫生一樣緊鄰死亡；[14]有一位去世的護理師是在監獄工作；有一位是因為照顧感染病

---

9 Theresa Brown, "The Reason Hospitals Won't Let Doctors and Nurses Speak Out," *New York Times*, April 21, 2020; Nicholas Kristof, " 'I Do Fear for My Staff,' a Doctor Said. He Lost His Job," *New York Times*, April 1, 2020.

10 Patrice A. Harris, "AMA Backs Physician Freedom to Advocate for Patient Interests," April 1, 2020.

11 Dan Horn and Terry DeMio, "Health Care Workers in Ohio Are Testing Positive for COVID-19 at an Alarming Rate," *Cincinnati Enquirer*, April 13, 2020.

12 Michael Schwirtz, "A Brooklyn Hospital Mourns the Doc- tor Who Was 'Our Jay-Z,' " *New York Times*, May 18, 2020.

13 Ali Watkins, et al., "Top E.R. Doctor Who Treated Virus Patients Dies by Suicide," *New York Times*, April 27, 2020.

毒的同事；另一位染疫而亡的護理師，在他女兒眼中是無敵的，卻遺憾地輸給了病毒；某位護理師的女兒甚至絕望地寫訊息給他說：「沒有你，我們也不想活了。」[15]聖路易斯市（St. Louis）第一位確診的醫護人員是一名非裔美國護理師。[16]護理師助理、技術人員、救護人員，以及運送病患的人都生病了。我在醫院的時候，一直覺得清潔工做的工作是全世界最重要的，現在連他們也生病了。就連曾挺過海灣戰爭的老兵管理員，他也被病毒擊敗了。[17]

好幾十位老兵在療養院去世。[18]川普先生一直稱這次的疫情是一場「戰爭」，那就讓人不禁要問，我們每年總共七千億美元的軍事開支，到底消滅了多少病毒：答案是零。理想上，國防的經費應該要花在公共衛生上。川普先生將疫情比做戰爭是有問題的，因為這會讓他把明明是無能獨裁統治造成的問題，歸咎成是敵人出乎意料的攻擊。而且如果這真的是一場戰爭好了，總司令竟然無視每一個警告，還派遣沒有武器和防彈衣的部隊上前線。在這場所謂的戰爭中，士兵們沒有權利談論自己看到的一切，他們不是不說話，而是被迫噤聲。這場

⓮ 在疫情爆發的最初八個月，至少有九千兩百八十二名醫護人員死亡，請參CDC, "Characteristics of Health Care Personnel with COVID-19—United States, February 12—April 9," April 17, 2020. 醫護人員死亡名單持續更新中，可以參考美國的醫療媒體MedPage Today。

⓯ Michael Rothfeld, Jesse Drucker, and William K. Rashbaum, "The Heartbreaking Last Texts of a Hospital Worker on the Front Lines," *New York Times*, April 15, 2020.

⓰ Rebecca Rivas, "Nurse Judy Wilson-Griffin," St. Louis American, March 20, 2020.

⓱ 他的故事和其他更多故事可參見 *the Guardian's* "Lost on the Frontline"。

⓲ Tracy Tulley, " 'The Whole Place Is Sick Now': 72 Deaths at a Home for U.S. Veterans," *New York Times*, May 10, 2020.

所謂的戰爭奪走的性命，是二戰以來最多的一次，死亡人數甚至還在持續增加。

＊＊＊

我在美國生病時，每一次都無法在醫院待上足夠的時間，接受適當的診斷和治療。我的前三次住院都只待了一晚。如果那三次有任何一次能讓我再多待一天，我可能就可以更早得到診斷和治療，不會搞到在鬼門關前走一遭。每次在美國住院，我總是備感壓力，覺得隨時要被趕走。我在醫院大廳差點蒙主寵召的那天晚上，別說歡迎我了，是根本沒人來關心我。十二月二十九日那天在急診室時，我已經察覺到這一切不太對勁。第二天，當我稍微能行動時，在日記中寫道：

「昨天說我太累了。流感？只給我打點滴。本來要我出院，今天卻說是敗血症。」

醫療商業化，意味著每一個床位都不得浪費。當新冠肺炎蔓延到美國來時，我們沒有足夠的病床。乍聽之下，你可能會覺得奇怪：大流行不是每隔一段時間就會有嗎？難道以前沒碰過要用到比平常還要多床位的時候嗎？為什麼從來沒有多餘的床位，為什麼做闌尾切除手術的美國人必須早早就被趕回家，為什麼母親們過早被趕出產房，這些問題其實都是因為我們把醫療商品化了。商品化最在意的就是有多少利潤。之所以會有床位短缺的問題，是因為他們用「及時交貨」[19]的思維來管理。公司希望他們買來處理接著賣掉的貨品，能夠剛剛好填滿每一寸可以用的空間。對醫院來說，被運來、改造，然後再被送走的貨品就是人體，每個環節運作的時間點都要分秒不差。所以占床位的人體不應該太多，也不應該太少。躺在床上的人數跟病床的數量必須配得剛剛好。好的醫師、護理人員和助理一直在抵制這種邏輯，但他們根本是螳臂當車。

維護床位是要花錢的。[20]在醫療商品化的美國，沒有醫院會願意保留床位，因為其他家醫院也不會這麼做。只要以金融的邏輯主導醫療，國家就永遠無法為可能爆發的疫情流行做準備。醫院既然不會保留床位，當然也不可能儲備防護裝備或呼吸器。管理者在計算每一季的利潤時，不會把可能每十年才發生一次的全球大流行納入考慮。[21]每次瘟疫來襲，都會被視為特殊狀況，而物資短缺將使得這類緊急狀況變得更加危急。到處都需要經費支援，但錢通常會給喊得最大聲、

⑲ 編注：協調供應和需求的存貨系統。物品在有需求時只須及時到達，因此存貨會降至最少，甚至是零。

⑳ 呼吸器的狀況也一樣。這些設備短缺的原因之一，是因為呼吸器是精密儀器，而且生產成本昂貴。當聯邦政府試圖與某家公司簽約，製作更便宜、更簡單的呼吸器，這家公司就被另一家生產更昂貴機種的公司收購。請參Shamel Azmeh, "The Perverse Logic of Ventilators," *Project Syndicate*, April 16, 2020。

㉑ 人類試圖征服大自然所面臨的風險，不僅是人畜共通的傳染病，例如人類免疫缺乏病毒（HIV，簡稱愛滋病）、嚴重急性呼吸道症候群（SARS）、中東呼吸症候群冠狀病毒感染症（MERS），以及現在碰上的新型冠狀肺炎。事實上，地球上哺乳動物數量減少，某些物種的品種也變少，這樣人畜共通的傳染病會更容易傳播。目前家畜占了全地球哺乳類總生物量的六六%，人類則占三〇%，也就是說所有野生哺乳類加起來只占了總生物量的四%。非洲豬瘟進入美國只是早晚的問題。參見Olivia Rosane, "Humans and Big Ag Livestock Now Account for 96 Percent of Mammal Biomass,"EcoWatch, May 28, 2018; Greg Cima, "Guarding Against an Outbreak, Expecting Its Arrival," *JAVMA News*, May 1, 2020。

地位最高的經濟部門，而不是流向醫生認為需要的地方，因為從來沒有人會去諮詢醫師的意見。現在美國的狀況即是如此，而且醫療商品化會讓這種情況繼續發生。

遺憾的是，醫院把人當作小零件。一些善良的助理、稱職的護理師和正派的醫師試圖要讓某些環節變得更人性，卻都受限於整個系統。人變成要在對的時間生正確的病，才能為醫院創造收入。某些疾病，尤其是那些需要靠手術或藥物來治療（或者號稱可以治療）的疾病，是醫院的搖錢樹。人不會去做沒錢賺的事，例如幫助他人維持健康、康復，或甚至讓人好好活著。健康和生命是人類珍視的價值，但都不會帶來金錢；醫療成了一個不受管制的市場，比起幫助人維持健康，治療疾病反而更有利潤。

當然，醫院裡還是有許多人是真心在乎健康的；像是會來告訴我真相的醫師；會停下動作給我建議和鼓勵的護理師；願意解釋為什麼做這個檢驗的技術人員；負責推我病床的人會不斷地跟我閒聊；醫護助理找到方法綁好掛在我身上的引流袋，讓我可以好好走路；清潔人員會調整他們的班表，讓我努力起床復健的時候，地板不會濕滑。但醫院是一個營利機構，在收入減少的時候會想辦法讓你快點出院，而這可不是鼓勵你早日恢復健康的意思。保險公司更是愛拖時間，不想幫你付檢查和治療的費用。

每次你去看醫生或護理師，或是做檢查時，醫院和保險公司會討價還價，看誰能賺多少錢。醫院通常會比較喜歡做有利可圖的手術，而不管自己有沒有適合執行手術的人選。比如說，如果你家的新生兒有複雜的心臟缺陷，當地的兒童醫院可能不會把你介紹給另一家醫院，讓更可能勝任手術的外科醫師接手，而會跟你說給他們自己的外科醫師執刀就可以了（即使這並非事實），然後害新生兒受苦、死去。[22]

外科植入物也充分顯示了醫療商品化如何讓人們把利潤看得比健康更重要。我第一次注意到這件事，是在我的博士指導教授更換髖關節的時候。這位資深的歷史學家一生經歷過很多事，他是大屠殺的倖存者，是本書第一課提到的波蘭猶太女子汪達的兒子。我在他桌上看過汪達二十五年前的肖像照。他生活在共產時代的波蘭，曾協助當地組織一所地下大學；在戒嚴令下，他曾被拘留在集中營。

我認識的他大部分時候都很健康，每年冬季還會去滑雪。他手術後我去醫院探望，以為換掉髖關節之後，他的行動能力會變得更好。結果不然，他術後的狀況比之前更糟糕，再也無法正常行走，餘生受病痛折磨，最後抑鬱而終。

在美國，移植手術基本上不受規範。我們並不會註明哪些東西放在哪些人體內。法律規定和管制標準一樣寬鬆，即使去看相關訴訟案例，也看不清楚到底有哪些痛苦和死亡是由植入物造成的。在美國，

㉒ Elizabeth Cohen, "10 Ways to Get Your Child the Best Heart Surgeon," CNN, August 4, 2013; Kristen Spyker, "Heterotaxy Syndrome," blog posts, March 11 and April 6, 2012.

植入物很可能是致死的重要原因之一，甚至可能是唯一的原因。[23]但植入物有錢賺，這才是重點。

另一個牟利與治癒兩相衝突的例子是治療感染。差點把我害死的敗血症是一種細菌感染。其實只要知道是哪種細菌，就可以用適當的抗生素治療。我的肝臟膿瘍也是細菌性感染，醫院有開給我抗生素，但麻煩的是，細菌有可能會產生抗藥性，也因此人們必須不斷開發新的抗生素。抗藥性會讓感染變得很難治療，每年有成千上萬的美國人因此喪生。然而，雖然細菌的抗藥性會讓新開發的抗生素逐漸過時，製藥公司卻不願意投資開發新藥。

細菌對抗生素產生抗藥性的問題愈來愈嚴重，市場反而愈來愈不努力尋找這個問題的解方。大多數的大型製藥公司甚至根本不再研究抗生素。[24]如果我們完全只用資本主義邏輯來做醫療，細菌就贏定了。

* * *

---

[23] Jerome Groopman, "The Cutting Edge," *New Yorker*, April 20, 2020；另可參閱他的書 *How Doctors Think* (New York: Houghton Mifflin, 2007)，特別是關於他背部開刀的部分。

[24] Elizabeth Schumacher, "Big Pharma Nixes New Drugs Despite Impending 'Antibiotic Apocalypse,' " *Deutsche Welle*, September 14, 2019; "A Troubling Exit: Drug Company Ends Antibiotics Research," *Star-Tribune*, July 20, 2018.

原本由醫療專家主導的生理與心理領域，現在被營利專家攻占。當電腦可以決定一天要看幾個病人才有利可圖時，醫師就變成了工具。下一步，就是機器直接進入病房。會有一臺電腦總是跟著護理師到處跑，擋在病人跟護理師中間，告訴護理師該做什麼跟怎麼做。你看向護理師的時候，會發現她或他的眼睛通常是盯著螢幕看，而不是你。這可能嚴重不利於你的治療，因為你變成了一串待辦事項，而不是一個人。如果你發生的問題跟螢幕上顯示的東西無關，護理師可能就無法理解狀況，不知道問題出在哪裡。比方說，我第一次肝臟手術之後肝引流管沒有接好，這個問題雖然很嚴重，但其實很好解決，然而我卻白白花了四天的時間，試圖讓人注意到這個問題，而且全都失敗，都是因為機器沒告訴護理師要檢查這個，把我害得得再挨一刀，再做一次肝臟手術。

看到自己的病歷時，我嚇了一跳，醫師寫的內容很多都只是為了方便，並沒有記錄真實情況。這很難說是他們的錯，因為他們被一個糟糕的寫報告系統困住了，這個系統吸走了他們的時間和我們的錢。電子系統逼醫師照著規畫好的病歷表格填資料，但這其實是為了盡量幫醫院賺錢。電子病歷看似有助於研究，但其實不然，它的原理跟信用卡讀卡機、自動提款機一樣，無助於蒐集對醫生和病人有用的資料。在新冠肺炎大流行期間，醫生無法用這些電子病歷來交流病人的症狀和治療方法。某位醫生就說：「這些紀錄是用來開帳單、決定要用哪一級服務的，不是用來記錄我們的觀察、評估和計畫。我們的主要工作變成了聽命行事。」[25]

事實上醫生也很討厭這種情況。老一輩的醫生說他們那個年代還好一些，年輕一輩的醫師也會同意他們的說法。醫生們覺得自己被許多主管給壓垮了，失去了昔日享有的權威，或是當初他們決定念醫學院時以為會享有的權威。年輕人懷抱著遠大志向來念醫學院，結果卻發現老闆利用了他們的使命感。那種看診數愈多愈好的壓力，讓他們覺得自己就像機器上的小齒輪。公司唯利是圖，會盡量利用每個醫療環節賺錢，醫生也深受其害，都快忘了自己當初的崇高理想。醫生花在跟電子病歷周旋的時間，如今變得跟照護病人一樣多，他們被迫一直盯著手機，無法正常思考，也無法集中精力和交流。當醫生失去了決定權，我們也就不知道如何才能恢復健康和自由了。

＊＊＊

在疫情大流行期間，許多醫院為了收治新冠肺炎患者，重新調整了相關措施，暫停其他類型的醫療照護。然而醫院缺乏設備，沒辦法治療新冠肺炎患者，還害死了治療他們的醫護人員。資源不足也奪走了無數人的性命，像是那些無法做癌症手術或器官移植的人，或是一些在發病初期就必須看醫生的病患，他們因為無法得到照護導致病情惡化。更有甚者，還有醫院因為無法進行有利可圖的手術，竟然在病患最需要醫師的時候解僱了他們。

㉕ Siddhartha Mukherjee, "What the Coronavirus Reveals About American Medicine," *New Yorker*, April 27, 2020.

為什麼基本的醫療這麼仰賴大醫院？在醫療商品化之下，醫院是讓醫師、護理師、醫師助理等「服務提供者」以特定價格提供特定醫療服務的地方。但健康主要取決於教育和預防，這兩者反而更適合在醫院以外的地方做。如果我們的公共衛生能涵蓋更廣的層面，讓人無論去哪個地方，甚至在家裡就能找到醫生，不就能讓所有人變得更健康嗎？醫師到宅看診能夠預防疾病，也可以鼓勵人們繼續接受治療。[26]人們可以親自見到醫師，通常會覺得好很多。醫師應該要分布在全國成千上萬的小型診所，甚至有辦法出診。然而，為什麼看醫生這件簡單的事，會變得這麼困難呢？

處理保險和寫報告的工作很複雜，也很有壓力，迫使醫師們組成小團體。這些團體再被私募股權公司收購，形成更大的人力資源公司，或者被醫院收購，接著這家醫院又被另一家醫院收購。私募股權公司為了獲取利益會不斷彼此競爭，最後變成地區寡頭，吞噬一切觸手可及之物。在新冠肺炎大流行期間，醫院不再是從各地的醫療需求，而是從全國資產負債表算出的人力成本，來決定可以僱多少人手。[27]這無論如何，都跟醫生該做的事沒有任何關係。富蘭克林曾寫道：「社會的病，就藏在大官的鉅額薪酬和贊助之中。」[28]

---

[26] Katherine A. Ornstein et al. , “Epidemiology of the Homebound Pop 176 ulation in the United States,” *JAMA Internal Medicine*, July 2015; Tina Rosenberg, “Reviving House Calls by Doctors,” *New York Times*, September 27, 2016.

[27] Isaac Arnsdorf, “Overwhelmed Hospitals Face a New Crisis: Staffing Firms Are Cutting Their Doctors’ Hours and Pay,” ProPublica, April 3, 2020.

[28] 一七八四年二月十二日，富蘭克林寫給亨利・勞倫斯（Henry Laurens）的信，可於美國國家檔案館線上資源查閱。

醫生若想要在社區好好工作，就得有使命感，就得有心理準備自己賺不到錢，也必須有其他人幫忙。我住在俄亥俄州的一名家族友人就立志要成為一名社區醫師，她也成功當了一段時間，但這其實是因為她有一位受過高等教育、懂數學跟電腦的丈夫在全職幫她處理保險和病歷，而可不是人人都能像這樣子當醫生。

＊＊＊

人們需要在家附近就能找到醫生看診。人們需要的醫生是他們認識的人，也是認識他們的人，能夠傾聽他們的故事、在危機中主事，並願意承擔責任。我們需要一個符合在地需求的醫療照護系統，而不是指望所有人都知道所有事、精通複雜的文書工作，或逼大家用愛發電。

城市的居民往往一出事就跑急診室，不管什麼病，反正衝急診室就對了，這種求醫方式其實會造成問題。生活在地廣人稀的鄉村和都市郊外的人，要獲得醫療服務則是難上加難，因為那裡醫師人數少，醫院離人們的住所也往往很遠。過去十年來，美國鄉村有大約一百二十家醫院倒閉。[29]其中兩家是在二〇二〇年疫情大流行期間關閉的。那些住在沒有醫院的鄉村地區的美國人，一旦被感染，死亡的機率更

[29] Jack Healy et al., "Coronavirus Was Slow to Spread to Rural America. Not Anymore," *New York Times*, April 8, 2020.

是無可救藥的高。[30]西維吉尼亞州（West Virginia）某地的醫院關門之後，該地區不久就迎來了第一個新冠肺炎死亡病例。[31]

無論是在都市還是在郊區，社區醫師的處境都很艱難，而他們都是不可或缺的角色。醫師並不是不想要回到社區工作，有些人甚至夢想在社區工作，但是他們必須先養活自己，才有辦法負擔逐一提供民眾諮詢和治療的成本。專科醫師賺的錢比全科醫師多得多，而年輕的美國醫師則通常負債累累。這一切使得選擇當兒科醫師和內科醫師的人嚴重不足，[32]老年醫學領域和長照的人力也在流失。[33]

專科醫師之所以比全科醫師更賺錢，其中一個原因是手術比較好請錢，也比基層醫療（primary care）更容易向保險公司收取費用。基層醫療對我們的健康，尤其是兒童的健康更是至關重要。然而這又會回到那個老問題：讓人維持健康的服務，無法讓醫院賺錢。

新冠肺炎的疫情讓這一切困境雪上加霜。人們不再選擇去找提供基層醫療服務的醫師看診，造成許多小型診所面臨關閉危機。政府的紓困資源都集中在與醫療無關的機構；受到關注的醫療機構則多屬大

---

30. Suzanne Hirt, "Rural Communities Without a Hospital Struggle to Fight Rising Coronavirus Cases, Deaths," *USA Today*, May 15, 2020.
31. Healy et al., "Coronavirus Was Slow."
32. K. E. Hauer et al. , "Factors Associated with Medical Students' Career Choices Regarding Internal Medicine," *Journal of the American Medical Association*, September 10, 2008, 1154–64.
33. Atul Gawande, *Being Mortal* (New York: Macmillan, 2014), 36–48.

醫院，一些對維持人們健康很重要的基層醫療醫師則無以為繼。[34]新冠肺炎可能讓醫療商品化的狀況更嚴重，這會是美國人最不樂見的情況。

如果我們重視健康，可以改變創造利益的方式。一次治療一個人不應該變成問題。正如我前文提到的，醫生並非完人，但在一個更好的制度下，一個爛醫師會變成還可以的醫師，一個還可以的醫師會變成像樣的醫師，一個像樣的醫師則會變成好醫師，好醫師最後會變成傑出的醫師。醫師是一群受過科學和人文關懷訓練的專家。當我們想到醫療，我們會想到這些醫師，而不是躲在他們廣告形象背後的公司。如果我們給予醫師應有的權威，所有人都會變得更健康、更自由。

我們應該要制定法律，打破大型醫療集團的壟斷。在偏鄉地區提供基層醫療的醫師，應該要能減免債務。禁止醫師說話是違法的，他們應該要能暢所欲言。聯邦政府應該重新建立專門定計畫和應對流行病的單位，並且由醫師主事。醫生應該集結起來，共同設計一個系統，讓所有美國人都有健保，讓每個人都能得到需要的醫療照護。

---

[34] Reed Abelson, "Doctors Without Patients: 'Our Waiting Rooms Are Like Ghost Towns,'" *New York Times*, May 5, 2020.

| 結語 |

復原之路

享有醫療照護的權利，是得到更好的治療並且活得更久的基礎，也是邁向更平等社會的一步，在這個社會，我們會活得更自由。

沒人看得清楚我們這個社會的「病」。因為缺乏地方新聞，我們無法了解都市以外的地方、無法了解鄰里社區，也無法了解現實。我們的「病」不斷惡化，但是沿著高速公路林立的醫院廣告看版和電視螢幕上播映的藥品廣告，卻不斷散播對科技的樂觀想法。手術與藥物確實非常重要，但更重要的是，我們能了解真正問題所在，賦予醫生權威，有時間陪伴我們的孩子，以及享有醫療照護的權利。再多的宣傳也不能掩蓋美國醫療商品化的問題：我們付了一大筆的會費，卻反而愈來愈早死。[1]

---

❶ 參見 Elizabeth H. Bradley and Lauren A. Taylor, *The American Health Care Paradox* (New York: Public Affairs, 2013)。

整個醫療產業總是在說，我們的病是醫不好的。遊說人士、公關專家以及他們邪惡的網路迷因不斷告訴大家，改變社會的費用太高了。他們會說，聽醫生的話、更人道地養育孩子、尋找真相、享受健康這些都太奢侈。我們學到的都是自由的反面：我們的身體會被某地的某個對醫藥照護一無所知，而且毫不關心我們的人利用，他們會竭盡所能從我們的身體賺取盡可能多的錢。我們心中那個自由的國家，理應是榨取弱勢美國人財富者，變得愈來愈少才是。

可惜現實情況並非如此。

即使只用簡單的經濟學來推論，也會知道醫療商品化很有效率的這種說法，根本是胡扯。至於說美國目前系統的成本效益佳，則更是極度可笑。我們在醫療照護上付出的比其他國家的人多，得到的卻更少。公共衛生的失靈，耗掉了納稅人上兆美元，拖垮了整個經濟。我們不能忘記這個教訓。對某些維護既有體制的部門來說，有人生病讓他們有利可圖，但這會讓國家更窮、經濟更弱。Y世代的健康狀況不斷變差，未來幾十年只會更悲慘，至於X世代則必須更晚退休，退休時也會變得更窮，這對所有人都不利。

太昂貴的醫療照護其實是行不通的。有近半數的美國人因為付不起醫療費而不去看醫生，上千萬的美國人沒有保險，還有更多美國人保的險不夠用。我的保險還算不錯，但這次生病仍需要額外支付數千美元意料之外的費用。帳單來的時候我人明明還在住院，卻因此被罰款，簡直荒唐至極。這種金融花招真是令人作嘔。❷

當然，還有比這個更嚴重的問題。在新冠肺炎流行期間，數百萬計的美國人因為失業而失去了保險。所有美國人其實都要共同承受失業者落隊造成的苦果，❸因為他們沒有接受診斷，到處散播疾病，又因為沒有妥善得到治療，只能受苦，甚至死亡。我們能提供的病假少得可憐，這個國家的每一個人都處在危險之中。人們為了保住工作抱病上班，結果就是把病毒傳染給其他人。這一切都非常不對勁，而且其實是可以避免的。

我們需要在獨自一人和與社會連結之間取得平衡。在美國這個國家，我們之所以變得如此孤獨，是因為不知道如何談論那些困擾彼此的事。如果生病時不需要擔心錢跟社會地位的問題，我們更有可能得到治療並康復。如果我們都能遇到自己信任的醫生和護理師，會發現生活不僅變得更容易，也更能解決碰到的問題。

真正享有醫療照護的權利，是得到更好的治療並且活得更久的基礎，也是邁向更平等社會的一步，在這個社會，我們會活得更自由。如果成為醫生是出於一種使命感，而不是變成別人手下的螺絲釘，如果規則能夠改變，讓小診所有資源可以與大醫院競爭，我們可能可以變得更健康。我們將可以遠離訴諸痛苦的政治，不會陷入不必要的焦

❷ 私募股權公司因為買下醫院而背負龐大債務，為了快點把錢賺回來，就搞出一些額外的收費名目來轉嫁成本，結果讓愈來愈多人無法獲得醫療照護。

❸ Robert Reich, "Covid-19 Pandemic Shines a Light on a New Kind of Class Divide and Its Inequalities," *Guardian*, April 26, 2020.

慮和恐懼。如此一來，就能治癒我們的「病」。

社會要能建立連結，關鍵是讓每個人都能參與其中，而不是逼人直接認命放棄。我們的「病」之所以存在，源自於嚴重的財富不平等，源自於一小群人完全活在無憂無慮的另一個世界。柏拉圖認為，民主就是這樣變成由富人統治的寡頭政治。[4]當金錢成為唯一的目標，價值就消失了，財團老闆變成所有人的榜樣。我們相信了財團老闆編出來的長生不老話術，不去想自己的命為什麼在這種時候反而愈來愈短，還整天作可以變成超級富豪的白日夢。這種白日夢讓我們落入了柏拉圖所謂的「富人之城」（a city of the rich）與「窮人之城」（a city of the poor）。當我們把一場公共衛生危機變成億萬富翁的生財工具時，我們加深了自己的「病」。當我們忘了那些財團老闆在十萬八千里外藏了多少金銀財寶，就錯失了讓美國人變得健康、自由的機會。新冠肺炎大流行的頭幾個星期，有超過兩千萬美國人失業，但美國億萬富翁的財富總和卻增加了兩千八百二十億美元。❺

我們應該把醫療照護視為一種權利，認真看待醫療以及在地的知識，為幼兒騰出時間，讓醫生可以掌握自己的工作。這些目標在實施的當下會花一點經費，但可以為未來省下更多。所以重點並不在於要

---

❹ Plato, *Republic*, book 8。另參閱Raymond Aron, *Dix-huit leçons sur la société industrielle* (Paris: Gallimard, 1962), 55。

❺ Chuck Collins, Omar Ocampo, and Sophia Paslaski, "Billionaire Bonanza," Institute for Policy Studies, April 2020。另參閱Chris Roberts, "San Francisco Has 75 Billionaires. Most of Them Aren't Donating to Local COVID-19 Relief," *Curbed*, April 30, 2020。

花多少錢，而是可以得到多大的好處。強健的公共衛生會降低醫療成本，降低疫情破壞經濟的風險。如果我們更重視兒童，他們的精神和身體在未來就更不容易生病，也更不容易淪為階下囚，或活得一敗塗地。這麼一來，退休的人的生活也會更有餘裕。

大多數的保險產業都在發疾病財，根本就像是擋在橋上的巨魔，跟每個路過的人勒索過路費。這些怪物獲得的利潤被算進國民生產毛額（GNP）之中，讓我們以為國家賺了一大堆，但它們其實既不提供商品，也不提供服務。經濟學告訴我們中介者愈少愈好。該怎麼做其實很清楚：建立一套「單一保險人制度」（single-payer system，亦稱「單一支付者模式」），[6]而不再以私人保險為主。人民壽命較長的國家已經讓我們看到，此方法可行。成千上萬的醫生也證明了這一點。[7]如果我們能攜手合作，就可以一起邁向健康的橋樑，不再受到巨魔的阻礙。

像我們這樣的市場經濟，只有當人們都受到妥善照顧時才能運作得更好。如果美國人想要的是自由，那麼就不該為了服膺市場而犧牲人民的自由，而是讓市場為自由服務。極具影響力的市場經濟學家海耶克（Friedrich Hayek）[8]反對寡頭壟斷或讓少數人擁有一切，他批評

---

❻ 編注：臺灣健保即是如此。民眾與雇主繳納健保保險費給衛生福利部中央健康保險署，醫療機構的收入僅能向中央健康保險署（單一保險人）申請。

❼ 參考民間團體「醫師倡議全民健保」（National Health Care Program，PNHP）網站上的資料。網址：pnhp.org.

❽ Friedrich Hayek, *The Road to Serfdom*, ed. Bruce Caldwell (Chicago: University of Chicago Press, 2017 [1944]), 207, 215, 148–49.

這跟蘇聯的中央計畫沒兩樣。美國的醫療產業就是一種寡頭壟斷，我們的大數據產業也是如此。我們應該像海耶克說的，去打破這些寡頭壟斷。醫療商品化造出了一群他在名作《通向奴役之路》（*The Road to Serfdom*）中提到的「被剝奪權利的中產階級」。他說：「國家必須協助建立一個全面的社會保險系統。」而文明國家本來就應該讓所有人都有機會獲得醫療服務。海耶克很確定「國家用這個方式提供人民更大的保障，與維護個人自由並不衝突」。

事實上，正確的政策可以提供更安全的環境，讓我們更自由，對孩童來說尤其如此。如果我們創建的體制能讓我們有時間陪伴孩子，將來，我們的國家就會更加自由。與此同時，我們生活所需的服務和權利並不會扭曲市場，而會讓市場更完善。對家有年幼孩童的父母來說，因為缺乏足夠的育嬰假、病假和其他休假而必須辭職去找新工作，是非常不合理的。這不僅增加他們的生活壓力，也增高雇主的成本，不但浪費員工培養好的技能，重新培訓也會是一筆新的成本。讓員工享有病假、育兒假和休假，會讓他們更快樂、工作效率更高，也活得更自由。

我們認為理所當然的事會迅速改變，可以變得更好，也可以變得更糟。正是在此刻，美國人必須做出抉擇。在疫情大流行期間，我們很容易把錢交給錯誤的人，一不小心就會失去自由。活得自由需要努力，看見機會則需要勇氣。這場危機給了我們一個重新思考可能性的機會。醫療照護應該要是人人享有的權利，醫生應該要有權威，我們應該要去追求真相，孩子們應該要看到一個更好的美國。

讓我們一起邁向復原之路吧。

| 尾聲 |

憤怒與同理

無論我們生活在這個國家的什麼地方，無論我們生什麼病，我們都不是物品，而是人。

我們要把彼此當人看，才能發展得更好。

即使已過了最嚴重的感染期，我仍舊花了好幾個禮拜才得以在晚上安然入睡。那段時間我的手腳仍會感到刺痛，身體右側則因為手術的關係隱隱作疼。我也常常被護理師和焦慮弄醒。二〇二〇年一月，我在醫院度過漫漫長夜，很想家；我想念我住的那個新英格蘭城市，以及我在美國中西部的故鄉。為了讓我可以聽點音樂，妻子買了一副耳機，又從家裡挖出一部螢幕多年前摔裂在基輔鵝卵石地上的黑色舊手機給我。現在的我好多了，會聽一些以前不知道的音樂；在醫院的那段時間，身處被簾子隔起來的病房，終日被醫療機器包圍，手臂和胸前插滿了管子，我只想聽一些熟悉的聲音。

好幾個晚上，露辛達・威廉斯（Lucinda Williams）在《顛簸路途》（Car Wheels on a Gravel Road）專輯中的歌聲陪伴著我。這張專輯的同名歌曲讓我想起了美國是多麼幅員廣大，我住的醫院鄰近大西洋，附近的九十五號州際公路往西和往南，可以連接各鄉鎮、城市。我想起了皮卡車（Pickup Truck）❶輪胎輾過礫石的聲音，小時候的我非常熟悉這種聲音，會躺在後車斗，努力地想找玉米田裡鹿的蹤跡。〈顛簸旅途〉這首歌寫的是一場匆忙且悲傷的離去；一個孩子的臉上混著泥巴和淚水，是一首關於痛苦的歌。我開的那輛紅色皮卡車原來是祖父的，現在它陪著我在東海岸奔馳。對我來說，礫石路代表回家，當輪胎壓在礫石路上發出「格格隆隆」的聲音時，就表示我快要回到家，一切都沒事了。

書寫的當下，我在紐哈芬的家中。今年春天，由於新冠肺炎疫情的關係，我無法依約帶小女兒去俄亥俄州一趟，但至少我還活著，未來多著是機會。這本書從一些我記在日記裡的事開始寫起，當時我對人生最終要面對的那份孤獨感到憤怒。後來我身體好轉，又偷得了幾週的時間，便開始書寫。現在我的肝臟上還有一個洞，不過變小很多。肝臟算是痊癒了，可能已經沒有感染了吧；一切就等抗生素療程結束時見真章。我身上因手術而產生的九個孔，已經成為一個個疤痕。我的腳底板還會有一點刺痛，左手也是，左手指的情況尤為嚴重。等一下，我會用那隻疼痛的左手指，打下這本書的最後一段：這不表示我放棄了，而是表示我正在變好。

❶ 譯注：在美國、加拿大等地廣人稀的國家常見的輕便客貨車。

即使身體痊癒，我們身上仍會留下一些疤痕或後遺症。康復並不是指一切恢復成原來的樣子。此刻的我不完全是以前的我了。我的英語語感雖然正一點一滴地回歸，但是現在我說話和寫東西的感覺有點不太一樣。相較之下，其他語言並未受影響；因敗血症而神智不清的我，從機場到醫院的路上說著波蘭語；我後來看自己跟妻子的簡訊，發現術後的我向她要了胡蘿蔔、芹菜，跟法國神祕小說。為了開刀、注射藥劑、放引流管和測心電圖，我身上大部分的體毛都被剃掉了。我頭上一些原本烏黑的頭髮變得花白，一些原本花白的頭髮卻開始轉黑。以前晚上睡前，我會想著第二天早晨的第一杯咖啡，現在的我卻完全不喜歡那個味道。有一天，我正準備給聯合國安理會的簡報，這是罹病半年來我第一次公開演講，結果卻發現自己突然忘了怎麼打領帶。❷

歷史從未真正遠去。我們可以從過去的自己、過去時代的遠大抱負，還有過去的失敗中學習，並創造出一些新產物。我不再是以前的我了，也不再是我曾經希望成為的模樣；我學到教訓，所以變得更好。雖然我還是很生氣，但不再僅僅為自己，而是為所有人而憤怒。我們值得享有自由，我們需要可行的醫療體制。這要靠所有人一起努力，無論是來自城市還是在遙遠的鄉間，無論是來自有高速公路之處，還是只有礫石路之所。人人享有醫療照護的權利，是變得更自由

❷ 演講的影片"Signature Event in the UN: High-Level Meeting on the 75th Anniversary of the End of WWII in Europe"：https://www.youtube.com/watch?v=Ohljz-a1fZE，從二十分四十五秒處開始。

的前提。

聽起來很美好對嗎？讓它在美國實現吧。

無論我們生活在這個國家的什麼地方，無論我們生什麼病，我們都不是物品，而是人。我們要把彼此當人看，才能發展得更好。每一個人心中都有一把火炬，那是對抗死亡的怒火。每一個人都是木筏的一部分，能一起度過生活的難關。健康是所有人不可或缺的，也是我們一起變得更自由的機會。無論是獨自一人，還是與其他人在一起，我們要能生活得更豐富、更自由、更有能力追求幸福，就必須治癒我們社會的「病」。我們要變得自由，就必須保持健康；為了保持健康，我們需要彼此。

致謝

這本書寫的，是關於我逃出一個有缺陷的醫療系統的故事，有許多人至今仍深陷其中，而且因為疫情大流行，原本惡劣的環境變得更糟糕。我非常感謝我的醫師、護理師、護理助理、技術人員、運輸人員、清潔工、自助餐廳的工作人員和病患同伴，他們和我一起共度許多時刻、分享微笑、交流想法。感謝Izabela Kalinowska開車載我去醫院。感謝Dr. Stephen Shore在百忙之中協助我了解自己生的病。感謝Tina Bennett在我艱困的時候伸出援手，感謝Sharon Volckhausen來探訪我。感謝Daniel Markovits、Sarah Bilston、Stefanie Markovits，以及Ben Polak，他們是我忠實的朋友。感謝Tamar Gendler與Daniel Fedorowycz，他們在我無法上班的時候幫我照看工作。感謝我的學生樹立了好榜樣，激勵我在逆境中寫作。Sara Silverstein讓我去思考關於健康和歷史。Leah Mirakhor與Dr. Navid Hafez鼓勵我寫這本書。Tracy Fisher協助我解決問題，Will Wolfslau與Aubrey Martinson讓原本的一堆手稿能夠順利出版成書。Tim Duggan一直是我最棒的編輯，他是個富有同情心、睿智、值得信賴的人。感謝Elizabeth Bradley、Amanda Cook、Laura Donna、Susan Ferber、Dr. Arthur Lavin、Julie Leighton、Christine Snyder、Dr. E. E. Snyder、Leora Tanenbaum與Dmitri Tymoczko閱讀了草稿。感謝Julianne Kaphar帶熱湯給我，感謝Titus Kaphar的善解人意。感謝Jason Stanley在我無法獨力面對時，陪伴我度過難關。感謝Erin Clark、Milena Lazarkiewicz、Shakila McKnight、Gina Panza、Chelsea Roncato與Sarah Walters教導我的孩子。Kalev及Talia Snyder是這本書之所以存在的源頭。感謝Emile與Alain Stanley陪在他們身邊。感謝Dr. Njeri Thande一直都在，感謝Marci Shore帶我回家。

Timothy Snyder 作品集

重病的美國：大疫情時代的關鍵4堂課，我們如何反思醫療、人權與自由

2020年12月初版　定價：新臺幣320元

著者	Timothy Snyder
譯者	廖珮杏
叢書主編	黃淑真
內文排版	林婕瀅
封面設計	兒日

出版者	聯經出版事業股份有限公司
地址	新北市汐止區大同路一段369號1樓
叢書主編電話	(02)86925588轉5322
台北聯經書房	台北市新生南路三段94號
電話	(02)23620308
台中分公司	台中市北區崇德路一段198號
暨門市電話	(04)22312023
台中電子信箱	e-mail：linking2@ms42.hinet.net
郵政劃撥帳戶	第0100559-3號
郵撥電話	(02)23620308
印刷者	文聯彩色製版印刷有限公司
總經銷	聯合發行股份有限公司
發行所	新北市新店區寶橋路235巷6弄6號2樓
電話	(02)29178022

副總編輯	陳逸華
總編輯	涂豐恩
總經理	陳芝宇
社長	羅國俊
發行人	林載爵

行政院新聞局出版事業登記證局版臺業字第0130號

本書如有缺頁，破損，倒裝請寄回台北聯經書房更換。　ISBN 978-957-08-5652-1 (平裝)
聯經網址：www.linkingbooks.com.tw
電子信箱：linking@udngroup.com

國家圖書館出版品預行編目資料

重病的美國：大疫情時代的關鍵4堂課，我們如何反思醫療、人權與自由/Timothy Snyder著．廖珮杏譯．初版．新北市．聯經．2020年12月．272面．12.8×18公分（Timothy Snyder 作品集）
ISBN 978-957-08-5652-1（平裝）
譯自：Our malady: lessons in Liberty from a hospital diary

1.健康照護體系 2.健康人權 3.政治文化 3.美國

419.5 109017251